Der vestibuläre Nystagmus

und seine Bedeutung für die neurologische und psychiatrische Diagnostik.

Von

Professor Dr. **M. Rosenfeld,**
Oberarzt der Psychiatrischen und Nervenklinik zu Straßburg i. E.

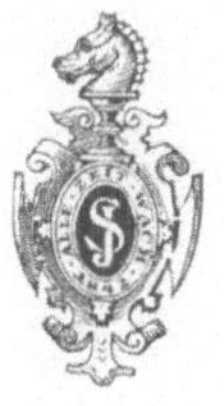

Berlin.
Verlag von Julius Springer.
1911.

ISBN-13: 978-3-642-90312-0 e-ISBN-13: 978-3-642-92169-8
DOI: 10.1007/978-3-642-92169-8

Inhaltsverzeichnis.

Einleitung.

Experimentelle und klinische Untersuchungen über den vestibulären Nystagmus haben in neuerer Zeit eine Reihe von Resultaten zutage gefördert, welche für die neurologische und psychiatrische Diagnostik nicht bedeutungslos sind. Es erscheint daher wohl gerechtfertigt, diese Resultate, welche teils in der otiatrischen, teils in der ophthalmologischen und psychiatrisch-neurologischen Literatur zerstreut mitgeteilt worden sind, einmal in möglichster Kürze zusammenzustellen und ihre diagnostische Verwertbarkeit zu erörtern. Zahlreiche Fragen, welche sich mehr mit der Physiologie des vestibulären Nystagmus und seiner Theorie beschäftigen, können in dieser Zusammenstellung, die für den Diagnostiker bestimmt ist, nur kurz behandelt werden, obwohl sie den speziellen Forscher auf diesem Gebiet vielleicht mehr interessieren als die Frage, ob unser diagnostisches Können eine Erweiterung erfahren hat oder nicht.

Wir prüfen bei der Untersuchung auf Drehnystagmus und kalorischen Nystagmus einfache Reflexe. Der periphere Reiz, der auf verschiedene Weise erzeugt werden kann, geht vom Vestibularapparat aus. Der motorische Endeffekt, der direkt beobachtet werden kann, besteht in dem vestibulären Nystagmus, welcher dem Willen der Versuchsperson im wesentlichen entzogen ist und nur durch willkürliche Bewegungen der Augen gewisse Modifikationen erfährt. Die Augenbewegungen allein sollen uns im folgenden interessieren, während die sie begleitenden Symptome wie Schwindelgefühl, Gleichgewichtsstörungen und andere Störungen des Allgemeinbefindens nur nebenbei erwähnt werden können. Für denjenigen, der mit der Physiologie und Pathologie des Vestibularapparates nicht vertraut ist, müssen einige anatomische und physiologische Bemerkungen vorausgeschickt werden.

Der kalorische Nystagmus.

Der Vestibularapparat, d. h. also Utriculus, Sacculus und die drei Bogengänge, reagiert, wie lange bekannt, auf thermische Reize. Es kommt zu einem sog. kalorischen Nystagmus (Bárány). Eine Spülung des äußeren Gehörkanals (die sog. Kalorisierung) ist nur dann wirksam, wenn das dabei verwendete Wasser eine höhere oder tiefere Temperatur als der Körper selbst hat. Je größer die Temperaturdifferenz, um so wirksamer ist die Kalorisierung. Bei intaktem Vestibularapparat ist die reflektorisch auftretende Augenbewegung wohl stets auslösbar. Die Beobachtung von Bartels, in der eine Kalorisierung mit kaltem Wasser von 11 ^{0} C unwirksam war, d. h. keine Augenbewegung bewirkte, ist vereinzelt. Zu bemerken ist, daß eine Verlegung des Trommelfells durch irgend welches Material (Cerumen, Cholesteatome) den Effekt der Kalorisierung verhindern kann. Nach Bárány soll auch ein stark entzündetes Trommelfell diese Wirkung haben. Die Technik der Kalorisierung ist im wesentlichen diejenige einer etwas prolongierten Spülung des äußeren Gehörkanals. Man kann die Kalorisierung mit einem großen Politzerballon vornehmen, wie das Bárány zuerst getan hat. Ebenso empfiehlt sich die Anwendung eines Irrigators. Ich bediene mich zweier Irrigatoren mit wandständigem Thermometer (Fig. 1); die Abflußschläuche gehen zu einem T-Rohr und werden durch Klemmschrauben verschlossen. Man kann so in bequemer Weise Wasser von verschiedener Temperatur verwenden. Der gemeinsame Abflußschlauch des T-Rohrs ist mit einem kleinen stumpfen Hartgummiröhrchen armiert. Die Temperatur des zur Kalorisierung zu verwendenden Wassers kann 20—30 ^{0} bzw. 40—45 ^{0} betragen. Je höher oder niedriger die Temperatur des Wassers ist, um so größer der Effekt. Schädliche Folgen können bei der Kalorisierung kaum auftreten, wenn man sich vorher von der Intaktheit des Trommelfells und dem Fehlen entzündlicher Erscheinungen überzeugt hat. Die Allgemeinerscheinungen können gelegentlich heftige sein. Häufig kann man Schwindelgefühl, Empfindung von Stürzen nach links oder rechts, Brechneigung, vasomotorische Störungen und Schweißausbruch beobachten. Jedoch gehen diese Symptome stets rasch vorüber. Ich habe keinen Fall gesehen, welcher irgend eine Schädigung bei der Kalorisierung davongetragen hat, oder bei dem die subjektiven Beschwerden nicht wieder vollständig geschwunden

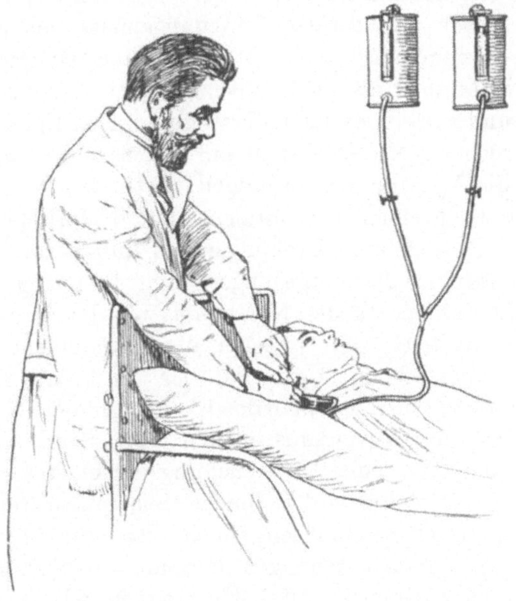

Fig. 1.

sind. Bei Unfallverletzten empfiehlt sich aus naheliegenden Gründen größere Vorsicht. Die Methode zur Prüfung des kalorischen Nystagmus muß als eine gefahrlose, einfache und bequeme bezeichnet werden, die sich auch bei Schwerkranken leicht anwenden läßt, bei welchen die Untersuchung des Vestibularapparates mit Hilfe des Drehstuhls unmöglich ist. Die Augenbewegungen, welche bei der Kalorisierung auftreten, wurden zunächst ganz allgemein als Nystagmusbewegungen bezeichnet. Wir müssen aber an ihnen noch zahlreiche Einzelheiten unterscheiden. Es kommt auf die Richtung der Nystagmusbewegungen an, auf ihre Zahl in einer gewissen Zeiteinheit, auf die Größe der Amplitude der

1*

Bewegung und auf das Tempo, in welchem diese Bewegung abläuft. Gehen die Bulbi nach beiden Seiten mit etwa derselben Geschwindigkeit hin und her, zeigen sie keine besonders hervortretende Bewegungsrichtung, so sprechen wir von einem Pendelnystagmus (Bartels) oder Nystagmus pendulaire (Buys und Coppez). Von Rucknystagmus, rhythmischem Nystagmus oder auch von Nystagmus schlechthin sprechen wir, wenn sich der Nystagmus aus einer raschen, ruckartigen Bewegungsphase und einer langsamen Phase zusammensetzt. Nach der Richtung der raschen Phase wird der Nystagmus als nach links oder nach rechts gerichtet bezeichnet und kurz von einem Nystagmus nach links oder nach rechts gesprochen. Mit Rücksicht auf die verschiedenen Achsen, um welche die Nystagmusbewegungen stattfinden können, unterscheiden wir noch einen horizontalen oder rotatorischen Nystagmus. Letzterer besteht in Drehungen des Bulbus im Sinne eines Uhrzeigers oder in der entgegengesetzten Richtung. Berücksichtigt muß werden, ob der Nystagmus nur bei Fixation eines Gegenstandes auftritt. Wir sprechen dann von einem Fixationsnystagmus. Ganz allgemein gilt, daß der vestibuläre Nystagmus dadurch verstärkt wird, daß man den Kranken in der Richtung der schnellen Phase des Nystagmus blicken läßt. Selbstverständlich ist es, daß man vor jeder Untersuchung zunächst feststellt, ob ein spontaner Nystagmus vorhanden ist. Schließlich treten bei der Kalorisierung unter bestimmten Umständen statt der bis jetzt erwähnten Nystagmusbewegungen langsam ablaufende Bulbusbewegungen (Deviationen) auf. Hier haben wir folgende Bewegungen zu unterscheiden: die fixierte Deviation der Bulbi, d. h. die Bulbi wandern langsam in eine Endstellung nach links oder rechts, bleiben daselbst einige Minuten oder Sekunden stehen und kehren langsam in die Mittelstellung zurück; die wechselnde Deviation, d. h. die Bulbi wandern langsam in eine Endstellung, kehren sofort in die Mittelstellung zurück und wiederholen dann die langsame Deviationsbewegung nach derselben Seite; die initiale Deviation, d. h. die Bulbi führen nur einmal eine langsame Deviation nach einer Seite aus, kehren in die Mittelstellung zurück und führen dann rasche Nystagmusbewegungen nach der entgegengesetzten Seite aus. Die Latenzzeit, die zwischen dem Beginn der Kalorisierung und dem Einsetzen der Augenbewegungen verstreicht, kann normalerweise eine sehr verschiedene sein. Sie kann zwischen einigen Sekunden und einer halben Minute schwanken. Wie diese Latenzzeit des kalorischen Nystagmus zu erklären ist, läßt sich zurzeit noch nicht sagen. Die Stärke und die Dauer des kalorischen Nystagmus können beim Normalen sehr verschieden sein, und daher sind diagnostische Schlüsse aus der verschiedenen Intensität der Reaktion nicht ohne weiteres zu ziehen. Bartels hat darauf aufmerksam gemacht, daß der bei Kalorisierung auftretende Nystagmus durchaus nicht immer auf beiden Seiten der gleiche ist. Er fand, daß bei einem Manne mit Otitis rechts und großer Perforation die Kalorisierung mit Wasser von 50^0 einen Nystagmus nach rechts hervorrief, daß aber das rechte Auge die 2—3 fache Zahl der Ausschläge zeigte als das linke und der Nystagmus des rechten Auges länger dauerte. Solche Differenzen im Verhalten der beiden Bulbi sollen nach Bartels sogar häufig vorkommen. Ich habe derartige Beobachtungen nur in Fällen mit Augenmuskellähmungen (s. unten) gemacht.

Die Richtung des kalorischen Nystagmus ist nun abhängig von der Stellung des Kopfes bzw. der Bogengänge und ferner davon, ob man kaltes oder warmes Wasser bei der Kalorisierung verwendet.

Die Frage nach der Beziehung der Kopfstellung zu der Richtung des Nystagmus könnten wir in diesem Zusammenhange übergehen. Denn man kann die Kranken stets in derselben Stellung liegend oder sitzend untersuchen und würde auch so vergleichbare Resultate erhalten. Für die Theorie des kalorischen Nystagmus ist die Frage nach der Bedeutung der Kopfstellung für die Richtung des Nystagmus aber nicht gleichgültig. Außerdem ist beachtenswert, daß auch der spontane Nystagmus oftmals nur in bestimmten Kopfstellungen auftritt. Bárány zeigte, daß beim Ausspritzen des rechten Ohres mit kaltem Wasser und aufrechter Kopfstellung ein nach links gerichteter horizontaler und rotatorischer Nystagmus auftritt. Neigte die Versuchsperson den Kopf um 180^0 nach vorne, so trat rotatorischer Nystagmus nach rechts auf. Wurde das rechte Ohr mit kaltem Wasser ausgespritzt und der Kopf auf die linke Schulter geneigt, so trat in dieser Stellung horizontaler Nystagmus nach rechts auf; neigte man den Kopf auf die rechte Schulter, so entstand horizontaler Nystagmus nach links. Bei Kaninchen erhielt Kubo eine Umkehr des Nystagmus bei Lageveränderung; dieser Versuch glückte aber bei Tauben nicht, bei denen sich doch bekanntlich der Versuch Ewalds mit dem pneumatischen Hammer so vorzüglich ausführen läßt.

Ich habe bei zahlreichen Kranken die Bedeutung der Kopfstellung für die Richtung des kalorischen Nystagmus nachgeprüft, Ich konnte auch feststellen, daß z. B. die Kalorisierung des rechten Ohres mit kaltem Wasser einen horizontalen und rotatorischen Nystagmus nach links verursachte, wenn die Versuchsperson in Rückenlage untersucht wurde, daß aber der Nystagmus nach rechts gerichtet war, wenn die Kalorisierung derselben Seite in Bauchlage ausgeführt wurde. Bei derartigen Versuchen sind mir noch mancherlei Einzelheiten aufgefallen, welche Erwähnung verdienen. Daß die einfache Umlagerung des Körpers bzw. des Kopfes und der Bogengänge allein für sich schon eine Nystagmusbewegung hervorrufen kann, auch wenn vorher ein Spontannystagmus nicht vorhanden war, soll bei Tieren kein ungewöhnliches Vorkommnis sein. Beim normalen Menschen kann man andeutungsweise derartiges beobachten. Unter pathologischen Umständen kann aber schon eine einfache Umlagerung der Versuchsperson einen sehr bemerkenswerten Effekt auf den Spontannystagmus haben, Auch der kalorische Nystagmus wird durch Lageveränderung stark beeinflußt. Einige derartige Beobachtungen an Gesunden und Kranken seien hier kurz wiedergegeben. Ich stelle diese Beobachtungen der Übersicht wegen in 5 Gruppen zusammen:

Gruppe I: Normaler Vestibularapparat; kein Spontannystagmus.

Kalorisierung [1]) rechts in Rückenlage: Nystagmus nach links.

Umlagerung der Versuchsperson in Bauchlage: plötzlicher Umschlag des Nystagmus nach rechts.

Sofortige Umlagerung der Versuchsperson in Rückenlage: keine Wirkung, d. h. es tritt kein Nystagmus nach links auf.

Gruppe II: Normaler Vestibularapparat; spontaner Nystagmus nach rechts und links (bei multipler Sklerose). Die Umlagerung allein beeinflußt die Stärke des Nystagmus nicht.

Kalorisierung rechts in Rückenlage: stärkerer Nystagmus nach links.

[1]) Es ist hier wie auch später stets die Kalorisierung mit kaltem Wasser gemeint.

Umlagerung in Bauchlage: sofortiger Umschlag des Nystagmus in einen viel stärkeren Nystagmus nach rechts.

Sofortige Umlagerung in die Rückenlage: kein Einfluß auf die Stärke des Nystagmus.

Gruppe III: Normaler Vestibularapparat; spontaner, mäßig starker Nystagmus nach rechts und links (bei Kleinhirn-Brückenwinkeltumor).

Kalorisierung rechts in Rückenlage: sehr starker Nystagmus nach links; Nystagmus nach rechts geringer, aber nicht aufgehoben.

Umlagerung in Bauchlage: viel stärkerer Nystagmus nach rechts; Nystagmus nach links geringer.

Umlagerung in Rückenlage: erneute Verstärkung des Nystagmus nach links.

Umlagerung in Bauchlage: Verstärkung des Nystagmus nach rechts.

Gruppe IV: Normaler Vestibularapparat; Nystagmus mäßig stark nach links deutlicher als nach rechts. Diagnose: Kleinhirntumor. Es wurde in diesem Falle keine Kalorisierung vorausgeschickt. Die Umlagerung der Kranken aus der Rückenlage in die Bauchlage genügt allein, um seinen sehr heftigen Nystagmus nach rechts auszulösen, während vorher der Nystagmus nach links stärker gewesen war. Bei dieser Umlagerung trat ferner sehr heftiges Erbrechen und Schwindelempfindung auf.

Gruppe V: Normaler Vestibularapparat; geringer spotaner Nystagmus nach rechts und links. Diagnose: Hysterie und hysterischer Accessoriuskrampf.

Ein Vorversuch, welcher im wachen Zustande ausgeführt wurde, verlief folgendermaßen: Bei der Kalorisierung links in Rückenlage trat ein Nystagmus nach rechts auf, welcher bei der Umlagerung um 180^{0} in einen Nystagmus nach links umschlug. Der geringe spontane Nystagmus nach rechts wurde dabei nicht ganz unterdrückt. Bei der Kalorisierung links in Bauchlage trat ein deutlicher Nystagmus nach links auf, der bei Wiederherstellung in Rückenlage von einem starken Nystagmus nach rechts momentan abgelöst wurde. Nun wurde das Mädchen mit Chloroform betäubt, um ihre hysterische Kontraktur zu korrigieren. Bei der während der Narkose vorgenommenen Kalorisierung rechts trat eine fixierte

Deviation der Bulbi nach rechts auf. Jetzt wurde das Mädchen in Bauchlage gebracht. Die Bulbi blieben zunächst noch einige Zeit nach rechts gewendet. Nach etwa 30 Sek. gingen die Bulbi aber nach links langsam herüber und verharrten dann in Endstellung.

Es zeigt sich also, daß eine Änderung der Kopfhaltung um 180^0 auf die Richtung und Stärke eines Spontannystagmus, wie auch namentlich des kalorischen Nystagmus einen sehr verschieden starken Einfluß haben kann. Bei Kleinhirn-Affektionen mit Nystagmus war die Wirkung dieser Umlagerung am intensivsten. Sie genügte, um sofort eine Richtungsänderung eines vorher bestehenden Nystagmus zu veranlassen. Ferner muß durch die Kalorisierung im Vestibularapparat eine Veränderung hervorgerufen werden, die eine einfache einmalige Umlagerung des Körpers wirksam sein läßt, da die Umlagerung allein bei denselben Versuchspersonen keinen Einfluß auf die Richtung eines vorher bestehenden Nystagmus zu haben braucht. Die Tatsache, daß auch in der Narkose eine Umlagerung des Körpers um 180^0 nach einer vorausgeschickten Kalorisierung wirksam ist, d. h. daß die Richtung der fixierten Deviation durch die Umlagerung eine Umkehr erfährt, war an sich nicht gerade überraschend. Beachtenswert erscheint es aber, daß bei dem in Narkose vorgenommenen Versuche die Latenzzeit der durch die Umlagerung hervorgerufenen entgegengesetzten Deviation eine so lange war. Die Reizung des Vestibularapparates ist in dem Versuche in Narkose wie in dem Versuche ohne Narkose doch die gleiche geblieben; auch die Umlagerung des Körpers nach der Kalorisierung wurde in derselben Weise vorgenommen. Die in dem Vestibularapparat anzunehmenden Veränderungen haben also in derselben Weise vonstatten gehen können. Warum ist nun die Latenzzeit, welche zwischen der Umlagerung und dem Eintritt der Augenbewegungen verstreicht, in beiden Versuchen eine so verschiedene? Die Tatsache, daß die Latenzzeit des kalorischen Nystagmus an sich eine individuell sehr verschiedene sein kann und in der Narkose eine sehr lange zu sein pflegt, hat für diesen Versuch keine Bedeutung. Denn die Latenzzeit bezieht sich hier, wie gesagt, auf die Zeit, welche verstreicht zwischen der Umlagerung des Körpers und dem Einsetzen der Bulbusbewegungen und nicht auf die Zeit zwischen der Kalorisierung und dem Beginn der letzteren. Warum in dem einen Falle die Wirkung der Umlagerung des Körpers auf die Richtung der Augenbewegung eine momentane und in dem andern Falle eine langsam eintretende ist, läßt sich nicht sagen.

Wir kommen nun schließlich noch zu der Besprechung der Tatsache, daß der Effekt der Kalorisierung ein verschiedener ist, je nachdem ob man kaltes oder warmes Wasser zu der Spülung verwendet. Bárány hat als erster beim Menschen Untersuchungen über den Einfluß der Wärme und Kälte auf die Richtung des Nystagmus ausgeführt und auch eine Theorie des kalorischen Nystagmus gegeben, auf welche mit einigen Worten eingegangen werden soll. Bárány beobachtete, daß bei Spülung des rechten Gehörkanals mit kaltem Wasser bei aufrechter Kopfstellung ein nach links gerichteter horizontaler und rotatorischer Nystagmus auftritt. Benützte er statt des kalten Wassers solches von höherer Temperatur (40—45^0), so entstand ein nach rechts gerichteter Nystagmus. Diese vielfach bestätigte Beobachtung, daß die Richtung der beim Ausspülen des äußeren Gehörkanals mit kaltem Wasser auftretenden Augenbewegungen bzw. des Nystagmus sich umkehrt, wenn man statt kalten Wassers warmes anwendet, hat Bárány durch eine sehr einfache physikalische Betrachtung zu erklären versucht. Er verglich das Labyrinth mit einem Gefäß, welches mit einer Flüssigkeit von etwa 37^0 C angefüllt ist, und in welchem nun, je nachdem man seine Wand mit kaltem oder warmem Wasser ausspritzt, verschiedene, d. h. entgegengesetzte Bewegungen des Wassers auftreten. In derselben Weise nun, wie in dem bekannten Versuche Ewalds durch entgegengesetzte Bewegungen des pneumatischen Hammers entgegengesetzte Lymphbewegungen in einem Bogengange hervorgerufen werden und sich dementsprechend auch entgegengesetzte Kopf- und Augenbewegungen erzeugen lassen, sollen auch bei der warmen und kalten Kalorisierung entgegengesetzte Lymphbewegungen in den Bogengängen entstehen und dadurch entgegengesetzte Augenbewegungen bzw. Nystagmus veranlaßt werden. Gegen diese einfache Erklärung sind verschiedene Einwendungen gemacht worden. Einige von diesen seien kurz angeführt, obwohl ich an dieser Stelle nicht auf eine ausführliche Erörterung der Theorie des kalorischen Nystagmus eingehen kann. Die Übertragung einer so einfachen physikalischen Vorstellung · wie der des Gefäßes auf die feinen Bogengänge hat sicher ihre Bedenken. Man wird kaum sagen können, welche Wand der Bogengänge zuerst abgekühlt wird. Außerdem liegt Gewebe dazwischen, welches Blut führt. Auffällig ist auch, daß bei Durchschneidung der Bogengänge und nach Eröffnung des Vestibulums sich noch kalorischer Nystagmus erzeugen läßt. Bartels erwähnt noch eine Beobachtung, welche ebenfalls gegen die Theorie Báránys spricht. Bei einem Kaninchen war der linke Acusticus durchschnitten. Obwohl also an dem rechten Ohrapparat nichts geändert war, also auch die proponierten Endolymphbewegungen rechts normal sein mußten, so bewirkte die Kalorisierung rechts mit kaltem Wasser stets einen Nystagmus nach der ausgespülten Seite anstatt nach links. Bartels hat die entgegengesetzte Wirkung von warmem und kaltem Wasser auf den Vestibularapparat anders zu erklären versucht. Es soll sich dabei um eine thermische Reizung des Labyrinths, und zwar um eine Reizung oder um eine Herabsetzung der Erregbarkeit des Nervenendapparates unabhängig von Lymphströmungen handeln. Die Wärme soll die Tätigkeit des Labyrinths steigern und dadurch einen Nystagmus nach derselben Seite hervorrufen. Die Kälte soll das Labyrinth bis zu einem gewissen Grade lähmen, wodurch wie bei einseitiger Labyrinthzerstörung Nystagmus nach der entgegengesetzten Seite auftritt. Die Annahme, daß Hemmungen und Reizungen des Vestibularapparates, also rein nervöse Vorgänge bei dem Zustandekommen des kalorischen Nystagmus eine Rolle spielen können, erscheint durchaus plausibel. Bartels hält aber selbst seine Erklärung nicht für eine völlig befriedigende. Die Anschauung, daß der kalorische Nystagmus durch absteigende und aufsteigende Endolymphbewegungen entsteht, wird dem Umstande nicht gerecht, daß diese Strömungen auch auf die Macula utriculi mit dem Statolithen wirken können, welche nun ihrerseits Nystagmus erzeugen können (v. Stein, Schwindel, 1910, S. 192). Der kalorische Nystagmus stellt zunächst einen guten Prüfstein für die Funktionstüchtigkeit des Labyrinths dar. Die positiv ausfallende Kalorisierung beweist, daß der periphere Vestibularapparat noch erregbar ist; fehlt die Reaktion, so ist der Endapparat unerregbar. Jedoch beweist der Anystagmus noch nicht, daß der Vestibularapparat als solcher zerstört ist (v. Stein, l. c. S. 191).

Der Drehnystagmus.

Der Drehnystagmus ist beim Menschen schon vor langer Zeit beobachtet worden (Purkinje 1820). Purkinje sprach von Bewegungsschwindel bzw. Augenschwindel, welchen er durch einen Kampf unwillkürlich funktionierender Muskelaktionen mit willkürlichen zu erklären suchte. Er erwähnt bereits, daß der Augenschwindel durch Fixierung sich beseitigen lasse. Diese Entdeckung geriet dann in Vergessenheit, und erst Hitzig (1870) lenkte durch seine Entdeckung des galavanischen Nystagmus wieder die Aufmerksamkeit auf die Beobachtung Purkinjes. Hitzig erzeugte die Scheinbewegung der Gesichtsobjekte durch Durchströmung des Kopfes mit dem galvanischen Strom von einer Fossa mastoidea zur anderen. Er nahm an, daß die Scheinbewegung eine Folge der Augenbewegung ist, welche er mit der Nystagmusbewegung identifiziert. Auch stellte er fest, daß die schnelle Bewegung des Nystagmus in der Richtung des positiven Stromes nach der Kathode stattfindet, und daß eine fixierte Deviation bei starken Strömen zustande kommt.

Daß die durch Drehung reflektorisch zustandekommenden rhythmischen Nystagmusbewegungen (bei Tieren auch Kopfbewegungen), durch Endolymphbewegungen in den Bogengängen zustande kommen können, wurde u. a. durch die Untersuchungen von Ewald über die Lymphbewegungen im horizontalen Bogengange der Taube dargetan. Jede plötzliche Drehung des Kopfes bewirkt ein momentanes Zurückbleiben der Endolymphe bei Beginn der Drehung, und im Moment des Anhaltens überdauert die Endolymphbewegung eine kurze Zeit die Bewegung des gesamten Bogengangapparates. Die so erzeugten entgegengesetzten Endolymphbewegungen rufen analog dem Ewaldschen Versuch entgegengesetzte Nystagmusbewegung hervor.

Die Methode der Prüfung des Drehnystagmus dürfte bereits allgemein bekannt sein. Panse hat als erster einen Drehstuhl statt einer Drehscheibe vorgeschlagen (Festschrift Lucae 1904). Die Untersuchung auf dem von Bárány angegebenen Drehstuhl genügt für unsere klinischen Zwecke (Fig. 2). Gewöhnlich werden 10 Drehungen in etwa 20 Sekunden ausgeführt; jedoch empfiehlt es sich oftmals, die Zahl der Drehungen beträchtlich zu reduzieren, da feinere Störungen in der Erregbarkeit des Vestibularapparates dabei besser zutage treten und eine gesteigerte Erregbarkeit sich gerade durch eine Reduktion der Umdrehungen besser nachweisen läßt. Wichtig ist für die Intensität der Nystagmusbewegung nach

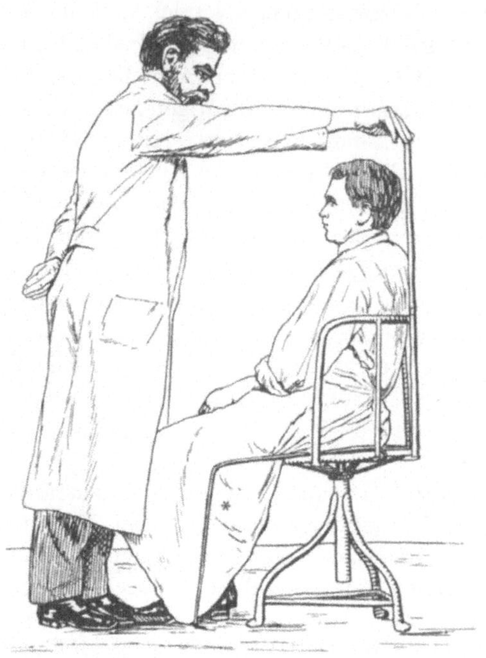

Fig. 2.
Drehstuhl nach Bárány (*Bügel zum Aufstellen der Füße).

Drehung, ob die Versuchsperson fixiert oder nicht. Der rhythmische Nystagmus wird tatsächlich durch Fixierung beeinträchtigt. Schaltet man die Fixation durch eine Brille mit undurchsichtigen Gläsern (Bárány, v. Stein) oder durch eine von Bartels angegebene Automobilbrille aus, so wird der Nachnystagmus bereits beim Blick geradeaus viel stärker und dauert viel länger. Zur Bestimmung der Dauer des Nachnystagmus empfiehlt es sich daher, die Untersuchung mit Brille vorzunehmen. Veranlaßt man die Versuchsperson, in der Richtung der schnellen Phase des Nystagmus zu schauen, so erfährt der sekundäre Drehnystagmus dadurch eine

Verstärkung. Wird die Drehung lange Zeit fortgesetzt, so hören die Bewegungen auf, und die Bulbi machen die Drehung mit, ohne selbst weitere Eigenbewegungen zu zeigen.

Bei dem Drehnystagmus haben wir zu unterscheiden die während der Drehung entstehenden Bewegungen, d. h. den primären Nystagmus, welcher in der Richtung der Drehung geht; ferner den sekundären Nystagmus oder Nachnystagmus, dessen schnelle Phase der Drehung entgegengesetzt ist und im Moment des Anhaltens eintritt. Er läßt sich beim Kranken am bequemsten beobachten. Ferner haben wir ebenso wie beim kalorischen Nystagmus noch gewisse Eigenschaften des Nachnystagmus zu unterscheiden, so das Tempo, die Zahl und die Amplitude der Zuckungen; ferner ist es wichtig festzustellen, ob beide Bulbi gleichartige Bewegungen zeigen; an die Stelle der rhythmischen Nystagmusbewegungen treten unter gewissen Umständen langsame Deviationen, welche oben bei der Erörterung des kalorischen Nystagmus bereits genauer beschrieben worden sind. Einen sog. Nachnachnystagmus hat Bárány beobachtet; es kann in manchen Fällen auf den Nachnystagmus noch ein weiterer Nystagmus folgen, welcher der Richtung des Nachnystagmus entgegengesetzt ist.

Die Kopfstellung ist für die Richtung des Drehnystagmus bedeutungsvoll. Nach dem von Flourens entdeckten Gesetz ruft jeder Bogengang Augenbewegungen in seiner Ebene hervor. Es bestehen gesetzmäßige Beziehungen zwischen der Richtung des Drehnystagmus und der Kopfhaltung. Einige spezielle Beispiele seien kurz angeführt. Bei Drehung nach rechts und aufrechter Kopfstellung entsteht ein nach rechts gerichteter horizontaler rhythmischer Nystagmus; der Nystagmus schwindet bei längerem Bestehen der Drehung und geht beim Anhalten in einen nach links gerichteten horizontalen Nystagmus über. Wird der Kopf um 90° nach vorne geneigt, so entsteht bei Drehung nach rechts ein rotatorischer Nystagmus nach rechts. Führt man die Rechtsdrehung bei Neigung des Kopfes um 90° auf die rechte Schulter aus, so kommt ein nach aufwärts gerichteter vertikaler Nystagmus zustande. Drehungen, die in Mittelstellungen ausgeführt werden, können Kombinationen der verschiedenen Nystagmusformen veranlassen. Ob die Erkrankung eines Bogenganges durch eine bestimmte Form des Nystagmus charakterisiert ist, wird noch zu entscheiden sein. Bartels schließt aus den bis jetzt vorliegenden Beobachtungen nur so viel, daß horizontaler Nystagmus bei mechanischer Läsion des horizontalen Bogenganges auftritt.

Daß der Nachnystagmus beim Normalen ganz fehlt, kommt nur selten vor. Bei älteren Personen findet sich kein besonderer Typus des Drehnystagmus. Maupetit will bei Kindern einen besonders langen Drehnystagmus beobachtet haben. Die durchschnittliche Dauer des Nachnystagmus nach 10 Drehungen kann bis zu 40 Sekunden betragen; es kommen beim Normalen die allergrößten Differenzen in der Dauer des Nachnystagmus vor. Leidler hat einen Fall mitgeteilt, bei welchem durch Drehung absolut kein Nystagmus zu erzeugen war, obwohl kalorischer und galvanischer Nystagmus vorhanden waren.

Bei Rechtstänzern soll die Dauer des Nachnystagmus nach zehnmaliger Rechtsdrehung viel geringer sein als nach Linksdrehung. Bárány behauptet, daß bei allen Normalen ein Überwiegen des Nachnystagmus nach Linksdrehung stattfindet. Schwächliche, leicht erregbare Individuen sollen einen stärkeren Nachnystagmus haben als phlegmatische. Bárány spricht von einem Hypernystagmus bei Neurasthenikern.

Besteht ein spontaner Nystagmus, ohne daß sonst Anhaltspunkte für eine Vestibularerkrankung vorliegen, so wird der z. B. nach rechts gerichtete spontane Nystagmus durch Drehung nach rechts unterdrückt, und im Moment des Anhaltens ist nur noch ein sekundärer Nystagmus nach links zu konstatieren (Kassierer, Löser und Verf.).

Damit habe ich zunächst nur eine ganz allgemeine Übersicht über die beiden Untersuchungsmethoden gegeben. Manche Einzelheiten werden unten bei den einzelnen Krankheitsgruppen nachzutragen sein. Bevor ich auf die praktische Anwendung der Untersuchungsmethoden eingehe, müssen einige Bemerkungen über die anatomischen Bahnen vorausgeschickt werden, in denen sich die uns hier interessierenden reflektorischen Vorgänge abspielen.

Der Nervus acusticus sive octavus vermittelt die Reflexe zwischen Ohrapparat und den Augen, und zwar sind es diejenigen Bahnen, welche die zweite Hauptwurzel des Nervus octavus, den Ramus anterior oder Nervus vestibularis, bilden und vom

Ganglion scarpae entspringen. Die Ursprungsstellen der vorderen Wurzel sind für den Menschen noch nicht sicher festgestellt. Der äußere Acusticuskern (Deitersscher Kern) soll mit der vorderen Wurzel nichts zu tun haben (Monakow, Kohnstamm); denn diese Kerne sollen intakt bleiben, wenn die vordere Wurzel des Acusticus durchschnitten ist (Baginsky, Onufrowicz, Bumm). Der Vestibulariskern liegt beim Menschen dorsal vom Deiterschen Kern zwischen diesem und dem Bindearm. Die Zellgruppe, die für ihn in Anspruch genommen wird, ist der Bechterewsche Kern. Bumm und Onufrowicz haben beim Kaninchen nach Zerstörung des Labyrinths eine entsprechende Zellgruppe degeneriert gefunden. Ein Teil der Fasern des Vestibularis geht als absteigende Akusticus wurzel bis an den Deiterschen Kern. heran, biegt dann abwärts und erschöpft sich bald. Die Beziehungen des Nervus vestibularis zu dem dritten inneren oder dorsalen Acusticuskern sind unsichere. Jeder Ramus vestibularis gibt Fasern nach beiden Seiten ab (Ramon y Cajal).

Marburg führt in seinem auf der IV. Versammlung der deutschen Neurologen erstatteten Referat aus, daß die Erscheinungen der gestörten Orientierung, des Schwindels und des Nystagmus auf eine Läsion des Systems des Deiterschen Kerns bzw. des hinteren Längsbündels zurückzuführen seien. Auch ein Verlust der Sehnenreflexe soll auf einer Störung des Deiterschen Kerns beruhen, welcher also nicht nur den Tonus der Augenmuskeln, sondern auch den des Rückenmarks beeinflußt.

Über die weiteren Verbindungen der Acusticuskerne ist folgendes zu sagen. Das hintere Längsbündel verbindet die Augenmuskelkerne mit dem Deiterschen Kern und dem Kleinhirn. Nach Kohnstamm, Quensel und van Gehuchten hat auch der Bechterewsche Kern innige Beziehungen zu dem hinteren Längsbündel (Fasciculus vestibulo-mesencephalicus). Das Bündel ist von der hinteren Kommissur bis zum Rückenmark zu verfolgen und wird wohl die Beziehungen zwischen Augenmuskelbewegungen und Änderung des Gleichgewichts herstellen. Es ist nach Spitzer und Kohnstamm der motorische Schenkel eines der Orientierung dienenden Reflexbogens. Aus dem Deiterschen Kern entspringen Bahnen, die im Vorderstrang neben der Pyramidenvorderstrangbahn liegen (vestibulospinale Bahn). Diese Bahn soll im wesentlichen ungekreuzt verlaufen und bis zum untersten Halsmark nachweisbar sein. Sie wird Gleichgewichtsstörungen bei starken vestibulären Reizen vermitteln können. Wir haben also Bahnen, welche vestibuläre Reize einerseits auf die Augenmuskeln, andererseits auf die Körpermuskeln übertragen können.

Es fragt sich, ob es eine direkte Bahn von den Vestibulariskernen zum Großhirn gibt, welche bei vestibulären Reizen die Wahrnehmung der Winkelbeschleunigung bei der Drehung und die Empfindung der Scheindrehung bei ruhendem Körper vermittelt. Die Existenz solcher zentralen Bahnen, welche beim Nystagmus mitwirken können, ist durch die Beobachtungen an narkotisierten oder komatösen Menschen und Tieren wahrscheinlich gemacht. Es wird unten noch genauer ausgeführt werden, daß die rasche Phase des Nystagmus von zerebralen Bahnen abhängt, während die langsame Phase des Nystagmus eine direkte Labyrinthwirkung ist. Wallenberg sagt, daß die theoretisch zu fordernden vestibulären Großhirnbahnen vielleicht auf dem Wege durch die hinteren Längsbündel, die Kerne der hinteren Kommissur und des Längsbündels und von dort durch metathalamo-kortikale Bahnen die Hirnrinde (Schläfenlappen) erreichen.

Schließlich ist noch auf folgende Einzelheiten hinzuweisen. Bartels hat durch halbseitige Durchschneidung des Bodens der Rautengrube beim Kaninchen zu beweisen versucht, daß die Bahnen jedes Labyrinths sich sehr bald hinter den Kernen kreuzen. Die halbseitige Durchschneidung rief einen Symptomenkomplex hervor, der der Durchschneidung des Acusticus der anderen Seite entspricht, d. h. es fehlte z. B. der Nystagmus nach der gesunden Seite. Für zahlreiche Bahnen, deren Existenz durch das Tierexperiment sichergestellt ist, fehlen uns noch anatomische Grundlagen. Erwähnt seien noch die Verbindungen der Abducenskerne mit dem Bechterewschen und dem Deiterschen Kern.

Klinische Beobachtungen.

1. Der vestibuläre Nystagmus bei Bewußtseinsstörungen.

Daß der Zustand des Bewußtseins auf die Art des vestibulären Nystagmus einen Einfluß hat, ist wohl zuerst an narkotisierten Tieren und Menschen beobachtet worden. Bechterew berichtete über das Schwinden der Nystagmusbewegung in der Narkose (Pflügers Archiv für d. ges. Physiologie, Bd. 30, S. 325). Bárány zeigte, daß durch leichte Narkose die rasche Nystagmusbewegung beim Tier gelähmt wird; während der Drehung erhielt er nur eine langsame Deviation der Augen in der der Drehung entgegengesetzten Richtung; auch beobachtete er bei Eröffnung eines gesunden Labyrinths, daß während leichter Narkose beide Bulbi dauernd nach der operierten Seite hin verdreht waren, und daß Nystagmus nach der gesunden Seite sofort beim Erwachen auftrat. Bartels hat bei schlafenden Säuglingen nur langsame Gegenbewegungen beobachtet.

Ich habe nun eine größere Zahl von Kranken mit Bewußtseinsstörungen verschiedener Provenienz auf kalorischen Nystagmus untersucht; anfangs habe ich in derartigen Fällen auch den sekundären Drehnystagmus zu prüfen versucht, mich jedoch sehr bald wegen der Schwierigkeit, bewußtlose Kranke auf dem Drehstuhl zu untersuchen, auf die Prüfung des kalorischen Nystagmus beschränkt.

Ich teile zunächst in aller Kürze eine Reihe von Einzelbeobachtungen mit, aus denen dann nachher einige allgemeine Schlüsse zu ziehen sein werden.

Fall I. Bei einem Manne mit Lungentuberkulose bestand einige Stunden vor dem tödlichen Ausgang im tiefen Koma eine spontane Deviation beider Bulbi nach oben, welche außerdem langsame Bewegungen um die Medianlinie ausführten. Spülte ich diesem Kranken den Gehörkanal mit warmem Wasser von 40 bis 45° aus, so wurden dadurch weder die Stellung noch die Pendelbewegungen der Bulbi verändert. Spülte ich dagegen mit kühlem Wasser von 18—20°, so hörten zunächst die spontanen Bewegungen der Bulbi auf, und es trat nach einer Latenzzeit von etwa 30 bis 45 Sek. eine langsame Deviation der Bulbi nach der ausgespülten Seite hin auf, die dann während etwa 1 Minute fixiert blieb.

Fall II. Es handelte sich um einen Fall von tuberkulöser Meningitis der Basis und der Konvexität. Der Befund an den Ohren war ein normaler. Im Endstadium der Erkrankung, etwa 2 Stunden vor dem tödlichen Ausgang, waren durch Spülung des äußeren Gehörkanals mit Wasser von 18° C überhaupt keine Bulbusbewegungen mehr auszulösen. Drei Stunden vor diesem Versuch erhielt man bei der Kalorisierung links nur eine geringfügige Deviation des Bulbus nach rechts.

Fall III. Es handelte sich um ein 19 jähriges Mädchen, welches früher an hysterischen Anfällen gelitten hatte und komatös in die Klinik gebracht wurde. Die Diagnose des Falles war schwierig. Man dachte zunächst an ein Koma nach hysterischem Anfall, da die Kranke früher schon derartige Zustände gehabt hatte. In den ersten vier Tagen war kein Fieber zu konstatieren. Eine körperliche Erkrankung ließ sich nicht nachweisen. Die Pupillen reagierten gut; der Augenhintergrund war normal und Herdsymptome fehlten. Bei der Untersuchung auf kalorischen Nystagmus war folgendes festzustellen: Bei Spülung des linken Ohres mit Wasser von 18^0 trat eine langsame Deviation beider Bulbi nach links ein, mit einer Latenzzeit von etwa 20 Sekunden. Wählte man Wasser von 40^0 zur Spülung, so blieben die Bulbi zunächst in mittlerer Stellung; dann erfolgte eine langsame Bewegung der Bulbi nach rechts bis zur Endstellung, welche ungefähr einige Minuten lang eingenommen wurde. — Bei der Spülung des rechten Ohres mit warmem und kaltem Wasser traten dieselben Bulbusbewegungen in umgekehrter Richtung auf. Dieses Verhalten des Nystagmus war ein absolut konstantes. Bei der Sektion fand sich eine ganz leichte frische Endokarditis, und die Erkrankung wurde als Sepsis aufgefaßt.

Fall IV. Es handelte sich um eine Meningoencephalitis non tuberculosa. Im leicht benommenen Zustande wurde bei der Kalorisierung zunächst beobachtet, daß gleich nach dem Beginn der Spülung mit kaltem Wasser der Cheyne-Stokessche Atemtypus auftrat. Der Kranke hatte eine doppelseitige Abducensparese. Bei der Kalorisierung des rechten Ohres trat ein starker Nystagmus nach links auf, der sich aber nur auf den rechten Bulbus beschränkte, während der linke Bulbus nur geringe und an Zahl spärlichere Bewegungen ausführte und nicht so weit nach links hinüberging wie der rechte. Das Umgekehrte war der Fall, wenn man vom linken Ohr aus die Kalorisierung vornahm. Im späteren Stadium der Erkrankung ließen sich bei der Kalorisierung überhaupt keine Augenbewegungen mehr auslösen.

Fall V, VI und VII. betreffen Frauen im urämischen bzw. eklamptischen Koma. In allen Fällen konnte ich durch die Kalorisierung nur noch langsame Deviationsbewegungen hervorrufen. Alle drei Fälle gingen zugrunde.

Daß in Fällen mit zerebralen Zirkulationsstörungen (infolge von zerebraler Arteriosklerose ohne zirkumskripte Herde) das Verhalten des kalorischen Nystagmus den Verdacht erregen kann, daß die in solchen Fällen vorhandenen psychischen Störungen nicht rein funktionell sind, sondern eine organische Grundlage haben, lehren folgende Beobachtungen.

Fall VIII. Eine 62 jährige Frau wurde wegen einer ängstlichen depressiven Erregung mit motorischer Unruhe, aber ohne Orientierungsstörungen in die Klinik gebracht. Es fehlten alle Anhaltspunkte für organische zerebrale Veränderungen. Auch die Art der funktionell erscheinenden psychischen Störungen rechtfertigte noch nicht die Annahme einer organisch bedingten Psychose. Die Untersuchung auf kalorischen Nystagmus ergab in den ersten Tagen ein normales Verhalten. Dann konnte ich aber feststellen, daß neben den rhythmischen Nystagmusbewegungen bei der Kalorisierung auch langsame Deviationsbewegungen nach der ausgespülten Seite auftraten. Gleichzeitig verschlechterte sich der körperliche Zustand der Kranken, welche hinfällig wurde. Einige Tage später entwickelte sich dann langsam ein komatöser Zustand, ohne daß Herdsymptome oder Krämpfe auftraten. Bei der Sektion fand sich Arteriosklerose der zerebralen Gefäße, aber keine Blutung und keine Erweichung.

Fall VIII a. Bei einem 56 jährigen Manne, der schon vor 6 Monaten an Herzbeschwerden und Kompensationsstörungen gelitten hatte und in einer deliriösen Erregung mit Rededrang und motorischer Unruhe aufgenommen wurde, konnte bei der Kalorisierung folgendes festgestellt werden: Bei der Kalorisierung des linken Ohres traten rasche Nystagmusbewegungen nach rechts auf; bei der Kalorisierung des rechten Ohres aber eine anfangs fixierte Deviation nach rechts, welche dann von raschen Nystagmusbewegungen nach links abgelöst wurde. Im übrigen war der neurologische Befund ein vollständig negativer. Mit Rücksicht auf das Verhalten bei der Kalorisierung erschien die Diagnose: allgemeine zerebrale Zirkulationsstörung (ohne herdförmige Erkrankung) als Ursache der psychischen Alteration wahrscheinlich. Die psychische Störung ging innerhalb 8 Tagen in ein vollkommenes Koma über. Die Sektion ergab: Gefäße etwas steif und etwas verdickt; die Hirnwindungen auffällig platt; das Gehirn sehr blutreich, sehr feucht, ödematös; Meningen ganz normal; kein Hydrocephalus, keine Herde.

Weitere Untersuchungen beziehen sich auf Epileptische und Hysterische, welche unmittelbar nach einem Anfall untersucht wurden.

Fall IX. Ein hysterisches, leicht schwachsinniges Mädchen wurde unmittelbar nach einem schweren hysterischen Anfall, in welchem sie sich Kontusionen an den Extremitäten zuzog und die Pupillen nur träge auf Licht reagierten, auf Drehnystagmus untersucht. Im Moment, als die Krämpfe nachließen, wurde das Mädchen rasch auf den Drehstuhl gesetzt und 5 mal gedreht. Beim Anhalten trat sofort ein gewöhnlicher heftiger Nachnystagmus auf; die Aufhellung des Bewußtseins wurde entschieden beschleunigt, und die Kranke äußerte lebhaftes Schwindelgefühl.

Fall X. Ein 13 jähriger schwachsinniger Epileptiker verhielt sich bei derselben Versuchsanordnung durchaus anders. In der anfallsfreien Zeit bestand ein geringer kleinschlägiger Nystagmus nach rechts und links. Durch 5—10 Drehungen war jederzeit ein starker Nachnystagmus hervorzurufen. Während der im epileptischen Koma ausgeführten Drehungen nach rechts traten nur einige langsame Bewegungen der Bulbi nach links auf; im Moment des Anhaltens konnte man ein langsames Wandern der Bulbi nach rechts und eine fixierte Deviation nach rechts beobachten. Nystagmusbewegungen fehlten. Während eines besonders schweren Anfalls mit starker Deviation der Bulbi nach rechts konnte durch 5 Drehungen nach rechts die fixierte Deviation nach links nicht beeinflußt werden. Schließlich ließ sich feststellen, daß durch den Drehversuch die Tiefe und die Dauer des epileptischen Komas nicht beeinflußt werden konnten.

Ähnliche Beobachtungen wie die beiden eben beschriebenen, habe ich auch in anderen Fällen nach epileptischen und hysterischen Anfällen machen können.

Ich schließe hier gleich diejenigen Beobachtungen an, welche ich bei einigen Kranken im Morphiumskopolaminschlaf und in der Ätherchloroformnarkose machen konnte. In der Narkose von gewöhnlicher Tiefe, d. h. also wenn die Pupillen mittelweit sind und auf Licht gut reagieren, läßt sich feststellen, daß bei der Kalorisierung mit kaltem Wasser z. B. rechts statt des raschen Nystagmus nach links eine fixierte oder wechselnde langsame Deviation nach der ausgespülten Seite hin auftritt. In sehr tiefer Narkose kann man beobachten, daß die Ablenkung der Bulbi rechts und links seine sehr verschieden starke sein kann. Bei einer Frau, welche wegen eines Myoms in der hiesigen Frauenklinik laparotomiert wurde, trat bei der Kalorisierung mit kaltem Wasser rechts der rechte Bulbus in die äußerste Endstellung nach rechts, während der linke Bulbus wohl auch nach rechts abwich, jedoch nicht so weit in die extreme Stellung nach rechts gelangte; ein Befund, wie ich ihn bei einem komatösen Tumorkranken mit einer Lähmung des linken Rectus internus erheben konnte (vgl. unten). Diese Beobachtung läßt sich vielleicht so deuten, daß die einzelnen Hirnabschnitte in der Narkose eine verschieden starke Schädigung erleiden. In dem Moment, in welchem die Narkose eine gefährliche Tiefe erreicht und die Pupillen weit und reaktionslos werden, tritt die fixierte Deviation nach der ausgespülten Seite nicht mehr auf. Die Bulbi bleiben in mittlerer Stellung stehen, also ein Verhalten, wie ich es in der terminalen Bewußtseinsstörung bei schwer komatösen Kranken oben beschrieben habe. Schließlich ist noch mitzuteilen, daß nach sehr langer und tiefer Narkose auch nach Aussetzen der Chloroformdarreichung in dem darauffolgenden Schlaf noch nach 1—2 Stunden bei der Kalorisierung nur eine fixierte Deviation der Bulbi auftritt. Auch diese Tatsache spricht für die tiefe Schädigung des Zentralnervensystems.

In der Morphiumskopolaminschlaf zeigt der kalorische Nystagmus folgendes Verhalten. Ich beschränke mich uf die Mitteilung eines speziellen Falles. Ein Mädchen mit hysterischen Anfällen zeigte im wachen Zustande einen sehr lebhaften kalorischen Nystagmus von minimaler Latenzzeit. Die Kranke erhielt um 7 Uhr abends 0,015 g Morphium und 0,0004 g Skopolamin subkutan. Um 7 Uhr 15 reagierten die Pupillen auf Licht gut. Der Kornealreflex war lebhaft, die Atmung war normal. Um 7 Uhr 30 zeigten die Pupillen eine leichte Veränderung. Ihre Reaktion auf Licht war aber nicht gestört. Bei der Kalorisierung links trat zunächst eine langsame Deviation nach links auf, welche aber nicht bestehen blieb; die Bulbi gingen vielmehr langsam hin und her, und daneben traten rasche Nystagmusbewegungen nach rechts auf. Um 7 Uhr 35 ergab die Kalorisierung rechts eine fixierte Deviation der Bulbi nach rechts, welche aber auch nur für einige Sekunden bestehen blieb; dann folgten langsame Pendelbewegungen der Bulbi nach links, welche mit einigen raschen Nystagmusbewegungen nach links abwechselten. Bei einem zweiten Versuch am nächsten Tage erhielt die Kranke um 11 Uhr morgens 0,02 g Morphium und 0,0004 g Skopolamin subkutan. Um 11 Uhr 30 waren die Pupillen etwas enger und reagierten nicht sehr ausgiebig auf Licht. Die Atmung war verlangsamt und oberflächlich; es bestanden aber keine Atempausen. Die Kalorisierung rechts ergab eine fixierte Deviation der Bulbi nach rechts oder langsame Pendelbewegungen, aber keine rasche Nystagmusbewegungen. Nebenbei sei bemerkt, daß die Narkose in diesem Falle zur Beseitigung einer hysterischen Kontraktur angewendet wurde.

Fasse ich das Resultat aller dieser einzelnen Beobachtungen, denen ich noch andere identische anfügen könnte, zusammen, so ergibt sich folgendes. Der Ablauf der vom Vestibularapparat mit Hilfe der Kalorisierung auslösbaren Augenbewegungen ist bei den verschiedenen Graden von Bewußtseinstrübungen ein sehr verschiedenartiger. Wir haben in der Art, wie diese Reflexe ablaufen, einen Maßstab für die Tiefe einer Bewußtseinstrübung. Beifolgende Tabelle gibt eine Übersicht über die verschiedenen Kombinationen der Augenbewegungen, welche in den verschiedenen Stadien der Bewußtseinstrübung auftreten können.

Der kalorische Nystagmus in den verschiedenen Zuständen des Bewußtseins.

	Augenbewegungen	Rasche Nystagmusbewegung		Fixierte Deviation		Wechselnde Deviationen		Initiale Deviationen	
	Temperatur des Wassers in °C	18—20	40—43	18—20	40—43	18—20	40—43	18—20	40—43
Terminales Koma	Typus 1	0	0	0	0	0	0	0	0
	Typus 2	0	0	+	0	0	0	0	0
Tiefes Koma	Typus 3	0	0	+	+	0	0	0	0
	Typus 4	0	0	+	+	+		0	0
	Typus 5	0	0	0	0	+	+	0	0
Allmählich sich aufhellendes Bewußtsein	Typus 6	+	+	0	0	+	+	0	0
	Typus 7	+	+	0	0	0	0	+	0
Normales Bewußtsein	Typus 8	+	+	0	0	0	0	0	0

Es lassen sich etwa 8 verschiedene Kombinationen von Augenbewegungen unterscheiden. Der Typus 1 ist charakteristisch für das tiefste, meist terminale Koma. Es treten weder bei der Kalorisierung mit kaltem Wasser noch bei der mit warmem Wasser Nystagmusbewegungen oder Deviationen auf. Der Typus 2 ist dadurch gekennzeichnet, daß die langsame fixierte Deviation der Bulbi nur dann auftritt, wenn man Wasser von niedriger Temperatur anwendet, während warmes Wasser von 40—48^0 noch unwirksam ist. In der nächsten Gruppe von Fällen (Typus 3) ist warmes und kaltes Wasser in gleicher Weise wirksam und veranlaßt eine langsame Deviation nach der ausgespülten Seite bzw. nach der entgegengesetzten Seite, je nachdem man kaltes oder warmes Wasser verwendet. In einem weiteren Stadium (Typus 4 und 5) kommt die fixierte Deviation nicht mehr allein oder überhaupt nicht mehr zustande; es treten statt dessen nur langsame Deviationen von kurzer Dauer auf, und die Bulbi wandern hin und her. Die rasche Nystagmusbewegung kann aber in diesem Stadium noch vollständig fehlen. Im Typus 6 kombinieren sich dann langsame wechselnde Deviationen nach der ausgespülten Seite mit einigen raschen Nystagmusbewegungen nach der entgegengesetzten Seite. Der Typus 7 läßt sich dadurch charakterisieren, daß bei ihm nur im Beginn der Kalorisierung eine einmalige langsame Deviation auftritt, die aber dann von raschen Nystagmusbewegungen nach der entgegengesetzten Seite abgelöst wird. Im Typus 8 ist die normale Reaktion der Augen bei der Kalorisierung gegeben.

Es wird sich also empfehlen, in allen Fällen mit Bewußtseinsstörungen den kalorischen Nystagmus zu prüfen, wenn es für die Prognose und Diagnose des Falles notwendig erscheint, sich über die Tiefe des Komas ein genaueres Urteil zu bilden. Auf einige praktische Fälle sei noch genauer hingewiesen. Für die prognestische Beurteilung mancher Intoxikationen, z. B. schwerer Morphium- und Alkoholintoxikationen, wird es vielleicht nicht gleichgültig sein, ob sich in dem gegebenen Falle der Typus 1 und der Typus 7 der in der Tabelle zusammengestellten Augenbewegungen nachweisen läßt. Die Beobachtungen in der Chloroformnarkose zeigen, daß Augenbewegungen vom Typus 3 für die gewöhnliche tiefe Narkose charakteristisch sind, während Typus 1 nur dann auftritt, wenn die Narkose eine gefährliche Tiefe erreicht hat. Wie oft werden bewußtlose Kranke ohne weitere Angaben über die Entstehung ihres Zustandes eingeliefert, bei denen man zunächst nur die Frage entscheiden möchte, ob der Zustand von Bewußtseinsstörung eine organische Grundlage hat und prognostisch ungünstig zu beurteilen ist. In solchen Fällen kann die Prüfung auf kalorischen Nystagmus eine genauere Beurteilung des Zustandes ermöglichen. Der Fall Nr. 3 gibt ein gutes Beispiel dafür. Die Differentialdiagnose zwischen funktionellen und organischen Krampfanfällen kann mit Hilfe der Prüfung auf kalorischen Nystagmus erleichtert werden, da in den organisch bedingten bzw. epileptischen Anfällen die schwereren Störungen in den Augenbewegungen (Typus 1 bis Typus 4) nachweisbar zu sein pflegen. Der Nachweis von Augenmuskellähmungen ist sogar im tiefen Koma mit Hilfe der Kalorisierung möglich, was diagnostisch doch nicht zu unterschätzen ist. Zerebrale Zirkulationsstörungen bei zerebraler Arteriosklerose können sich wie in dem Fall Nr. 8 und 8a dadurch ankündigen, daß bei der Kalorisierung Augenbewegungen auftreten, wie sie sich in leichten Graden von Bewußtseinsstörungen (Typus 6) nachweisen lassen. Die Möglichkeit der Anregung des Atemzentrums bei der Kalorisierung mit kaltem Wasser, wie ich sie einem Falle von Hirntumor beobachten konnte, ist für Fälle von Morphiumvergiftung bei Atemstillstand vielleicht nicht bedeutungslos.

Schließlich geben die Beobachtungen an komatösen Kranken einen weiteren Beweis dafür, daß die rasche Phase des Nystagmus wohl von der Intaktheit gewisser Bahnen im Großhirn abhängig ist und nur die langsame Phase eine direkte Labyrinthwirkung darstellt.

2. Der vestibuläre Nystagmus bei Großhirntumoren.

Bei der Untersuchung von Hirntumoren wird der Effekt der Kalorisierung zunächst davon abhängen, ob sich der Kranke in einem Hirndruckanfall mit Koma befindet oder nicht. Im terminalen Koma reagieren die Bulbi ebenfalls nicht mehr auf die Kalorisierung; im tiefen Koma tritt die fixierte Deviation nach der mit kaltem Wasser ausgespülten Seite auf. Auch die anderen Typen von Augenbewegungen, welche oben aufgestellt wurden, finden sich je nach dem Grade der Bewußtseinsstörung bei Großhirntumoren.

Ich habe nun hier eine Beobachtung mitzuteilen, welche viel leicht so zu deuten ist, daß die proponierten höheren zerebralen Bahnen, welche mit der raschen Nystagmusphase etwas zu tun haben, auch eine halbseitige Unterbrechung erfahren können. Es handelt sich um eine jüngere Frau, welche schwere Hirndruckanfälle mit tiefem Koma hatte. Im Beginn des Anfalls traten linksseitige Krämpfe nach Art von Rindenkrämpfen auf. Außerhalb des Anfalls bestand eine linksseitige Hemiplegie und Hemianopsie. Außerdem klagte die Frau über heftige Kopfschmerzen, über Erbrechen; es fand sich beiderseits eine Stauungspapille leichteren Grades. Die Diagnose schwankte mit Rücksicht auf gewisse Daten aus der Anamnese zwischen rechtsseitigem Hämatom und Tumor der rechten Großhirnhemisphäre. Der Fall ist nicht durch Sektion klargestellt worden.

Im tiefen Koma ließ sich bei der Frau folgendes feststellen: Es bestand kein spontaner Nystagmus und keine Déviation conjuguée. Die Bulbi befanden sich in Mittelstellung. Ausspülen des linken Ohres mit kaltem Wasser veranlaßte eine langsame Deviation beider Bulbi nach links; Ausspülen des rechten Ohres eine langsame Bulbusbewegung nach rechts. Die Bulbi behielten die Endstellung etwa 1—2 Minuten und kehrten dann in die mittlere Stellung zurück. Nystagmusbewegungen traten nicht auf. Die Kranke konnte nun in einem luzideren Stadium untersucht werden, in welchem sie über ihre Vorgeschichte und Beschwerden gut Auskunft geben konnte. Die Symptome der Hemiplegie bestanden fort. Spontane Nystagmusbewegungen, Déviation conjuguée und Blicklähmung fehlten.

Die Ausspülung des linken Ohres mit kaltem Wasser veranlaßte sofort und ausschließlich rasche Nystagmusbewegungen nach rechts; diese Bewegungen bestanden auch dann, wenn die Kranke geradeaus zu blicken suchte; sie wurden verstärkt bei willkürlicher Blickrichtung nach rechts. Spülte ich nun unmittelbar darauf das rechte Ohr mit kaltem Wasser aus, so trat nur eine langsame Deviation der Bulbi nach rechts auf, welche etwa eine halbe Minute anhielt. In einem Stadium, in welchem das Bewußtsein der Kranken weniger klar war, wurden auch beim Ausspülen des linken Ohres einige langsame, aber nur kurz dauernde Bewegungen der Bulbi nach links beobachtet, welche mit raschen Nystagmusbewegungen nach rechts abwechselten. Beim Ausspülen des rechten Ohres trat aber nach wie vor eine langsame Deviation der Bulbi nach rechts auf. Schließlich ist noch zu bemerken, daß in diesem Falle beim Spülen des rechten Gehörkanals eine lebhafte Anregung des Atemzentrums, eine starke Rötung des ganzen Kopfes und Brechneigung hervorgerufen werden konnten. Bei Spülung des linken Ohres ließen sich diese Begleitsymptome nicht konstatieren. Will man die mitgeteilte Beobachtung zu deuten versuchen, so kann man sagen, daß diejenigen Bahnen, welche mit der raschen Nystagmusphase etwas zu tun haben, in ihrem zerebralen Verlauf eine einseitige Unterbrechung erfahren haben; und da nun der Erkrankungsherd in diesem Falle auf derselben Seite sich fand wie das Labyrinth, von welchem aus nur eine langsame Deviation hervorgerufen werden konnte, so wird man einen ungekreuzten Verlauf dieser Bahnen annehmen können. Die Vestibularapparate waren beiderseits normal erregbar; Gehörstörungen bestanden nicht. Wodurch wurde nun in diesem Falle die einseitige Unterbrechung der proponierten Bahnen für die rasche Nystagmusbewegung hervorgerufen? Die Bewußtseinsstörung als solche konnte nicht mehr in Betracht kommen; ebensowenig die Unterbrechung der großen Projektionsbahnen, denn, wie unten noch mitgeteilt werden wird, konnte ich in zahlreichen Fällen mit groben Herdsymptomen (totalen Hemiplegien, Aphasie usw.) niemals einen so verschiedenen Effekt der Kalorisierung der beiden Vestibularapparate nachweisen, vorausgesetzt, daß der Fall sich in einem stationären Stadium, d. h. außerhalb eines Hirndruckanfalls oder einer akuten Zirkulationsstörung bzw. eines apoplektischen Komas befand. Es bleibt also nur die Möglichkeit übrig anzunehmen, daß durch die raumbeengende Affektion die eine Hemisphäre, welche den Erkrankungsherd enthielt, in ihrer Gesamtheit mehr geschädigt wird als die andere, und daß es dadurch zu einer halbseitigen Ausschaltung derjenigen Bahnen kommt, denen wir eine Bedeutung für die rasche Phase des Nystagmus beizulegen gewillt sind.

Es ist mir bis jetzt nicht gelungen, in einem zweiten Falle genau dieselben Beobachtungen [1]) zu machen, da ich keinen Fall

---

[1]) Bei einem Hunde, bei welchem Herr Dr. Steiner eine Balkendurchtrennung vorgenommen hatte, konnte ich am dritten Tage nach der Operation feststellen, daß durch 5 Drehungen nach links kein sekundärer Drehnystagmus, sondern eine Deviation nach links hervorzurufen war;

in einem ebenso günstigen Moment untersuchen konnte, d. h. in dem zwischen 2 Hirndruckanfällen liegenden luzideren Stadium. Nur in einem Falle mit einem großen metastatischen Hirnabszeß im rechten Stirnlappen konnte ich vor der Operation im nichtbenommenen Zustande des Kranken feststellen, daß der Effekt der Kalorisierung rechts und links ein sehr verschiedener war. Die Kalorisierung links mit kaltem Wasser ergab einen lange dauernden, raschen Nystagmus nach rechts mit großer Amplitude; bei der Kalorisierung rechts war aber nur ein ganz geringer, allerdings auch rhythmischer, kleinschlägiger Nystagmus zu erzeugen, der aber schon nach einigen Sekunden aufhörte. Eine Deviation nach der ausgespülten Seite trat nicht auf. Diese Beobachtung wäre an sich ganz wertlos, da der verschiedene Effekt der Kalorisierung der beiden Seiten vielleicht durch irgend welche Zufälligkeiten veranlaßt sein konnte. Aber es zeigte sich, daß nach der operativen Entleerung des Hirnabszesses einige Tage nach der Operation ein lebhafter Nystagmus mit großer Amplitude auch von rechts aus hervorzurufen war. Auch in diesem Falle von operiertem und geheiltem Hirnabszeß war der Erkrankungsherd auf derjenigen Seite, von der aus bei der Kalorisierung eine abnorme Reaktion zu erhalten war.

Schließlich habe ich noch über einen Fall zu berichten, bei welchem in der Sektion ein Gliom im rechten Temporallappen gefunden wurde. Der Fall wurde im tiefen Koma auf Drehnystagmus und kalorischen Nystagmus geprüft. Bei der Prüfung auf kalorischen Nystagmus wurden nur langsame Bulbusbewegungen beobachtet; rasche Nystagmusbewegungen fehlten vollständig. Dabei trat aber eine isolierte Augenmuskellähmung des rechten Rectus internus zutage, die vorher wegen des tiefen Komas nicht diagnostiziert werden konnte. Auch bei der Untersuchung auf Drehnystagmus fehlten die raschen Nystagmusbewegungen; im Moment des Anhaltens nach 4 Drehungen nach links wurden nur langsame Bulbusbewegungen nach der Seite der

---

bei 5 Drehungen nach rechts traten rasche rhythmische Nystagmusbewegungen nach links auf. Die Operation war so vorgenommen worden, daß links von der Medianlinie bzw. der Sagittalnaht eingegangen war und daher wohl die linke Hemisphäre durch Beiseiteschieben nach links eine besonders starke Kompression erfahren hatte. 8 Tage später war der sekundäre Drehnystagmus nach beiden Seiten wieder ein völlig normaler.

Drehung konstatiert. Die linke Bulbus ging langsam in Endstellung nach links und verharrte in dieser Stellung etwa 15 Sek.; der rechte Bulbus bewegte sich aber nur bis zur Mittellinie, und die Lähmung des rechten Rectus internus wurde auch auf diese Weise sichtbar gemacht.

3. Der vestibuläre Nystagmus bei Tumoren im Kleinhirn und im Kleinhirnbrückenwinkel.

Entwickelt sich ein Tumor oder ein entzündlicher Prozeß im Kleinhirnbrückenwinkel, so können die Bahnen direkt getroffen werden, in welchen sich die vestibulären Reflexe abspielen. Bárány und Neumann haben auf einen Symptomenkomplex hingewiesen, der für die Diagnose von Tumoren dieser Gegend von großer Bedeutung geworden ist. Nehmen wird den speziellen Fall an, daß sich ein Tumor im linken Kleinhirnbrückenwinkel entwickelt hat. Er kann dort den linken Acusticus lädiert und auch den Vestibularis außer Funktion gesetzt haben. Die Läsion des letzteren gibt sich dann dadurch zu erkennen, daß bei der Kalorisierung links ein Nystagmus nicht auszulösen ist. Dabei kann aber ein kräftiger rotatorischer Spontannystagmus nach links bestehen. Diese Kombination von Symptomen rechtfertigt die Annahme, daß ein intrakranielles Leiden besteht. Denn, da das Labyrinth gelähmt ist, und vom peripheren Endorgan eine Nystagmus nach der kranken Seite nicht ausgelöst werden kann, so muß der vorhandene Nystagmus durch einen intrakraniell entstandenen Reiz bedingt werden. Dieser kann im Nervus vestibularis oder in dem Kerngebiet sitzen. Bei der diagnostischen Verwertung der genannten Symptome ist aber noch folgendes zu berücksichtigen. Findet man in einem Fall Unerregbarkeit eines Vestibularapparates bei der Kolorisierung (z. B. des rechten) bei lebhaftem Spontannystagmus nach der entgegengesetzten Seite, so kann diese Kombination von Symptomen noch für eine akute Labyrinthzerstörung links sprechen (Bárány). Das gesunde Labyrinth erhält das Übergewicht und veranlaßt den Nystagmus nach der entgegengesetzten Seite. Dieser Nystagmus, der also nur auf einer Überfunktion des gesunden Labyrinths beruht, muß aber bald wieder verschwinden. Nimmt der Nystagmus aber an Intensität zu oder wenigstens nicht ab, so besteht die größere Wahrscheinlichkeit, daß er intrakraniell bedingt wird.

Die Unterbrechung der vestibulären Reflexbahnen bei Erkrankungen im Kleinhirnbrückenwinkel, braucht nun zunächst im Beginn einer Erkrankung noch keine vollständige zu sein. Man wird erwarten können, daß vor dem Eintreten der völligen Unerregbarkeit eines Vestibularapparates zunächst eine Herabsetzung seiner Erregbarkeit nachweisbar ist, Eine Beobachtung habe ich machen können, welche diese Annahme rechtfertigt. In einem Falle von Kleinhirnbrückenwinkeltumor links ließ sich folgender Befund erheben. Es bestand ein lebhafter spontaner horizontaler Nystagmus nach rechts und links, wenn der Kranke den Blick nach der Seite wandte; der Nystagmus fehlte beim Blick geradeaus. Bei der Kalorisierung links mit kaltem Wasser trat ein starker Nystagmus nach rechts auf, aber nur dann, wenn der Kranke nach rechts hinüberblickte; hielt er die Augen in Mittelstellung, so fehlte der Nystagmus. Bei der Kalorisierung rechts trat aber sofort ein starker Nystagmus nach links auf, der auch dann sehr heftig war. wenn der Kranke den Blick geradeaus oder nach rechts richtete. Bemerkenswert ist es vielleicht, daß in diesem Falle der galvanische Nystagmus nur dann hervorzurufen war, wenn die Kathode rechts appliziert wurde; vom linken Vestibularapparat aus war ein galvanischer Nystagmus nicht zu erzeugen. Ein solches Verhalten der vestibulären Reflexe ist vielleicht auf eine beginnende Funktionsstörung in den Reflexbahnen zu beziehen.

Derselbe Effekt, wie er durch eine Erkrankung im Kleinhirnbrückenwinkel hervorgerufen werden kann, kann auch dadurch entstehen, daß durch starken allgemeinen Hirndruck die eine Seite des Kleinhirns besonders stark komprimiert und wie das mehrfach schon beobachtet worden ist, in den Wirkelkanal abgedrängt wird. Einen derartigen Fall habe ich beobachten können. Die Diagnose war auf Hirntumor gestellt; eine genauere Lokalisation war nicht möglich. Bei der Sektion fanden sich multiple Psammome der Dura und im linken Scheitellappen. Bei der Kalorisierung erhielt ich nun von der rechten Seite aus so gut wie keinen kalorischen Nystagmus; von der linken Seite aus ließ sich stets ein äußerst heftiger kalorischer Nystagmus von sehr langer Dauer auslösen. Auch die Drehung nach links erwies sich viel wirksamer als die Drehung nach rechts. Das Hörvermögen war beiderseits normal, Facialisparese und Areflexie der Cornea fehlten links und rechts. Bei der Sektion zeigte sich nun, daß eine besonders starke Kompression und Abdrängung der rechten Kleinhirnhemisphäre in den Wirkelkanal stattgefunden hatte (Chiari).

Bei den Untersuchungen an Kleinhirntumoren habe ich noch eine Beobachtung machen können, die vielleicht nicht bedeutungslos für die Diagnose mancher Fälle ist. Es wurde oben erwähnt, daß ein spontaner Nystagmus, wie er sich gelegentlich beim Normalen und namentlich bei multipler Sklerose findet, durch die Kalorisierung und bei der Drehung in der Weise beeinflußt wird, daß die Nystagmusbewegung nach der ausgespülten Seite und nach der Seite der Drehung stets unterdrückt wird. Bei Kleinhirntumoren habe ich dieses gesetzmäßige Verhalten nicht konstatieren können, d. h. der spontane Nystagmus nach rechts wurde bei der Kalorisierung rechts meist nicht völlig unterdrückt. Cassierer und Löser haben ähnliche Beobachtungen bei Kleinhirntumoren gemacht. Sie erwähnen im Falle 18 und 20 ihrer Publikation aus dem Jahre 1908, daß der Nystagmus nach der Seite der Drehung nicht aufhörte und in einem Fall überhaupt nicht merklich beeinflußt wurde.

Der Wert des von Bárány und Neumann angegebenen Symtomenkomplexes für die Diagnose einer Erkrankung im Kleinhirnbrückenwinkel bzw. einer intrakraniellen Erkrankung (Tumor, Abszeß oder Meningitis) ist ein beträchtlicher. An die Ausnahmefälle, in denen die Methode der Kalorisierung versagt, z. B. infolge von Verlegung des Gehörkanals, wird man besonders denken müssen. Da in manchen Fällen von Acusticustumoren die Hörstörung jahrelang bestehen kann, ehe die allgemeinen Hirnsymptome und die weiteren basalen Lokalsymptome hinzutreten, so wird gerade in diesen Fällen der Nachweis der Unerregbarkeit des Vestibularis die Diagnose frühzeitig sicherstellen können und einen frühzeitigen operativen Eingriff ermöglichen Wagner (Med. Klinik 1909, Nr. 11, S. 387) berichtet auch, daß bei Kleinhirnbrückenwinkeltumoren die kalorische Reaktion auf der kranken Seite frühzeitig verschwindet. In denjenigen Fällen, in denen es zwar zu einem besonders starken intrakraniellen Druck in der hinteren Schädelgrube kommt, findet sich oft nur ein äußerst lebhafter kalorischer Nystagmus von langer Dauer, großer Amplitude und kurzer Latenzzeit. Die Erregbarkeit des Vestibularapparates pflegt dann auf beiden Seiten gleich stark zu sein. Schließlich habe ich noch darauf hinzuweisen, daß bei Kleinhirntumoren und Kleinhirnbrückenwinkeltumoren die Umlagerung des Kopfes um etwa 180° die Richtung eines vorher bestehenden Spontannystagmus besonders leicht und sehr erheblich beeinflussen kann, und daß auch die Richtung des kalorischen Nystagmus durch einmal oder mehrfach aufeinanderfolgende Umlagerungen eine einmalige oder mehrfache Umkehrung erfahren kann. Ich verweise auf die Ausführungen in dem allgemeinen Teil über den kalorischen Nystagmus. Dort wurden einige spezielle Fälle bereits mitgeteilt, welche das Verhalten solcher Kranken bei Änderung der Kopfstellung wiedergeben. Die diagnostische Verwertbarkeit dieses Verhaltens des Spontannystagmus und kalorischen Nystagmus bei verschiedenen Kopfstellungen ist nicht zu unterschätzen.

4. Der vestibuläre Nystagmus bei Idioten.

Die Frage, ob größere Defekte des Großhirns den Ablauf des vestibulären Nystagmus beeinflussen, ist von den Experimentatoren verschieden beantwortet worden. Bechterew hat beobachtet, daß nach Abtragung des größeren Teils der Frontal- und Parietallappen die Nystagmusbewegungen völlig schwinden. Er hatte die Zerstörung der Hemisphären-Oberfläche entweder nach beiderseitiger ausgedehnter Trepanation vorgenommen oder unter Vermeidung der letzteren von zwei kleinen Trepanöffnungen an beiden Temporalknochen die Abtrennung der Gehirnoberfläche von den darunter liegenden Hirnganglien zu erreichen versucht. Es unterliegt nach ihm keinem Zweifel, daß das Vorhandensein und die Unversehrtheit der Großhirnhemisphäre einen Einfluß hat auf das Operationsresultat, welches durch eine Durchschneidung des Acusticus sich erreichen läßt. Die charakteristischen unwillkürlichen Bewegungen der so operierten Tiere ebenso wie der Nystagmus nehmen nach der Zerstörung der Hemisphären ab und spielen sich nicht mehr wie bei unversehrten Tieren von selbst ab, sondern nur unter dem Einflusse äußerer Reize. Kubo behauptete dagegen, daß bei Kaninchen durch Exstirpation des Großhirns die Nystagmusbewegungen keine Veränderung erfahren. Bartels fand, daß bei ausgetragenen wachen Säuglingen beiderlei Geschlechts unmittelbar nach der Geburt stets Dreh- und Nachnystagmus vorhanden sind. Am deutlichsten soll der Nystagmus am 7. Tage nach der Geburt sein. Bei Neigungen des Kopfes der Neugeborenen nach vorne und hinten sind Augenbewegungen nur dann zu beobachten, wenn man die Bewegung schnell ausführt. Auch treten bereits Gegenbewegungen des Kopfes auf, und bei Kopfneigung nach vorne pflegen die Säuglinge und Frühgeburten die Lider zu öffnen. Am schlafenden Säugling sind die Nystagmusbewegungen gering, oder sie fehlen ganz. Die Bulbi wenden sich gegen die Drehrichtung, Nachnystagmus fehlt. Dasselbe Verhalten konstatierte Bartels bei wachen Frühgeburten bis zum 8. Monat; sie zeigten meist keinen Nystagmus, sondern nur Gegenbewegungen. Bartels weist den Einwand, daß das Labyrinth der Frühgeburten noch nicht entwickelt gewesen sei, zurück, da der Teil des Labyrinths, welcher den statischen Funktionen dient, um diese Zeit bereits ausgebildet ist und die vestibulären Bahnen eine frühe Markreifung zeigen sollen.

Ich habe an einer großen Zahl von Idioten der verschiedensten Altersstufen und mit sehr verschieden starken Intelligenzstörungen den Drehnystagmus untersucht und bei einigen und den kalorischen Nystagmus geprüft. Die Kinder wurden auf einem Drehstuhle festgehalten oder leicht festgebunden. Eine genaue Einstellung der Körperachse zur Drehungsachse war natürlich nicht möglich. Einige meiner Beobachtungen gebe ich etwas genauer wieder.

Fall 1. F. U., 7 Jahre alt; mikrozephal; fixiert nicht; Pupillen reagieren gut auf Lichteinfall; hört leidlich gut; klettert nach Aussage seines Lehrers wie eine Katze.

5 Drehungen nach links: Während der Drehung Deviation der Bulbi nach links, welche auch nach Aufhören der Drehung bestehen bleibt.

5 Drehungen nach rechts: Beim Anhalten einige langsame Nystagmusbewegungen nach links, dann langsame Deviationsbewegungen nach rechts.

Fall 2. Andreas G., 9 Jahre alt; mikrozephal; hört nicht; fixiert nicht; Pupillen reagieren auf Licht; zahlreiche epileptische Anfälle; Blickrichtung für gewöhnlich nach links.

5 Drehungen nach links: Während der Drehung werden die Bulbi nach rechts eingestellt; nach der Drehung langsame Deviation nach links, Verharrung der Bulbi in Endstellung; dabei starke Kopfneigung nach links.

5 Drehungen nach rechts: Fixierte Deviation nach rechts, welche sehr bald vorübergeht. Bei einem eine halbe Stunde später vorgenommenen Versuch trat neben den Deviationsbewegungen ein ganz geringer rotatorischer Nystagmus auf.

Fall 3. Adolf St., 8 Jahre alt. Beim Blick geradeaus auffällige Unruhe der Bulbi, welche fortgesetzt um die Mittelstellung pendeln.

5 Drehungen nach links: Geringer Nachnystagmus nach rechts.

5 Drehungen nach rechts: Langsame Deviation nach links.

5 Drehungen nach links: Zuerst geringer Nystagmus nach rechts, dann langsame Deviation nach links.

5 Drehungen nach rechts: Langsame Deviation nach links, dann einige rasche Nystagmusbewegungen nach rechts.

Fall 4. 7 jähriger epileptischer Idiot, welcher weder fixiert noch hört.

5 Drehungen nach rechts: Während der Drehung langsame Einstellung der Bulbi nach links; beim Anhalten grobschlägiger Nystagmus nach links; die Bulbi gehen nach jeder raschen Nystagmusbewegung langsam bis zur Mittellinie zurück oder sogar darüber hinaus.

5 Drehungen nach links: Deviation nach rechts und langsame Rückkehr bis zur Mittellinie.

Fall 5. 25 jähriger Idiot, welcher weder spricht noch fixiert.

5 Drehungen nach links: Während der Drehung gehen die Bulbi in Endstellung nach rechts; beim Anhalten tritt eine langsame Deviation nach links auf.

5 Drehungen nach rechts: Beim Anhalten tritt eine langsame Deviation nach rechts auf.

Fall 6. 18 jähriger epileptischer Idiot mit Spontannystagmus nach rechts und links.

5 Drehungen nach links: Es tritt zunächst ein Nystagmus nach rechts auf, auf welchen eine langsame Deviation der Bulbi nach links bis zur Endstellung folgt.

5 Drehungen nach rechts: Zuerst Nystagmus nach links, dann langsame Deviation nach rechts bis zur Endstellung.

Diese 6 Fälle repräsentieren die Gruppe von Idioten, bei der die vestibulären Reflexe ein von der Norm stark abweichendes Verhalten zeigten. Andere Fälle bieten normales Verhalten.

Fall 7. Camille W., 7 Jahre alt; mikrozephal; kein Spontannystagmus.

5 Drehungen nach rechts: Normaler rascher Nystagmus nach links.

5 Drehungen nach links: Normale Nystagmusbewegungen nach rechts.

Beachtenswert ist aber das psychische Verhalten dieses Idioten gegenüber demjenigen in den 6 vorher beschriebenen Fällen. Das Kind konnte hören, fixierte gut, zeigte zahlreiche Demonstrativgebärden; erkannte einige Leute; sein Gedächtnisvermögen fehlte nicht vollständig.

Fall 8. E. H., 11 Jahre alt; Hydrocephalus. Keine Epilepsie; hört und sieht gut; kein Spontannystagmus.

5 Drehungen nach rechts: Rascher Nachnystagmus nach links.

5 Drehungen nach links: Rascher Nachnystagmus nach rechts. Keine Deviationsbewegungen.

Fall 9. Fritz W., 1 Jahr alt, Hydrocephalus. Fixiert nicht, hört nicht; keine Greifbewegungen.

Kalorisierung des rechten Ohres: Es treten zunächst einige rasche Nystagmusbewegungen nach links auf; dann eine Deviationsbewegung nach rechts; die Bulbi bleiben etwa 30 Sekunden in Endstellung fixiert.

Mitteilenswert ist noch eine Gegenüberstellung von zwei älteren Idioten, von denen der eine einen starken Hydrocephalus hatte und der andere extrem mikrozephal war. Die Hirnmaße in beiden Fällen waren folgende:

Umfang (Glabella-Protuberantia occipitalis): 70 cm und 35 cm, nasookzipitaler Bogen 46 cm und 21 cm, binaurikularer Bogen 36 cm und 20 cm.

Die intellektuellen Fähigkeiten des 28 jährigen Hydrozephalen waren beträchtliche. Die Sprache war fast normal; er zeigte ein leidliches Gedächtnis und arbeitete regelmäßig.

Bei der Untersuchung auf Drehnystagmus ließ sich ein normaler sekundärer, kleinschlägiger Nystagmus nach links und rechts hervorrufen.

Der mikrozephale reizbare 30 jährige Idiot konnte nur zu einigen Handlangerdiensten gebraucht werden. Sprachfunktionen und Gedächtnisleistungen standen weit hinter denen des Hydrozephalen zurück. Spontannystagmus fehlte.

5 Drehungen nach links: Einige Nystagmusbewegungen nach rechts, wechselten mit langsamen Deviationsbewegungen ab.

10 Drehungen nach links: Einige Nystagmusbewegungen nach rechts von langsamen Deviationsbewegungen nach links unterbrochen.

Fasse ich das Wesentlichste dieser Beobachtungen bei Idioten zusammen, so ist das häufige Auftreten langsamer Deviationsbewegungen besonders auffällig, die nun entweder allein als Effekt der Drehung auftreten oder sich mit raschen Nystagmusbewegungen kombinieren können. Sowohl die Deviationsbewegungen wie auch die Nystagmusbewegungen sind meist von extremer Ausgiebigkeit. Häufig fand sich bei Idioten eine Kombination der Augenbewegungen, die an den Typus 6 der oben mitgeteilten Tabelle erinnerte, bei welchem es sich um Kranke mit leichten Bewußtseinsstörungen handelt. Das 1 jährige hydrozephalische Kind (Fall 9) zeigte auch den Typus 6 nur mit dem Unterschiede, daß zuerst die rasche Nystagmusbewegung nach der entgegengesetzten Seite und dann die fixierte Deviation nach der ausgespülten Seite hin auftrat.

Da die schwereren Störungen in dem vestibulären Nystagmus

sich besonders bei tiefstehenden, stark mikrozephalen Idioten fanden, und höher stehende, ältere und namentlich auch hydrozecphale Idioten einen normalen Nachnystagmus zeigten, so ist es wohl erlaubt, die Frage aufzuwerfen, ob die Art der Bulbusbewegungen einen Maßstab für die Tiefe der Intelligenzstörung darstellt und ob aus dem Fehlen schwerer Störungen im frühesten Alter ein Schluß auf die Bildungsfähigkeit des betreffenden Idioten gemacht werden kann. Ich habe bis jetzt nicht Gelegenheit gehabt, Idioten unmittelbar nach der Geburt und während der ersten Lebensjahre zu untersuchen, und kann daher noch keine Angaben machen, ob und wann die stärkeren Störungen in den vestibulären Nystagmusbewegungen sich zurückbilden können.

Diesen Untersuchungen an Idioten haften zahlreiche Fehler an. Die Hörfähigkeit und die Beschaffenheit des Vestibularapparats wurden nicht genauer geprüft. Auch konnten die Lehrer oft keine sicheren Angaben machen, ob das betreffende Kind hören könne. Es ist daher möglich, daß unter den untersuchten Fällen auch Taubgeborene sich befanden. Aber von Taubgeborenen soll nach den Beobachtungen der Otiater ein großer Prozentsatz überhaupt keine Nystagmusbewegungen zeigen. Unter meinen 52 Fällen fanden sich aber nur 2, bei denen durch Drehung keine Nystagmusbewegungen zu erzielen waren. Bei den übrigen war entweder ein normaler oder sehr exquisit gesteigerter Nystagmus bzw. Deviationsbewegungen auszulösen. Die Fixationsbestrebungen, welche, wie erwähnt, die Lebhaftigkeit und die Dauer des Nachnystagmus beeinflussen können, waren bei den ganz tiefstehenden jugendlichen Individuen überhaupt nicht vorhanden, und vielleicht ist dieser Mangel an Fixationsbestrebungen überhaupt der Grund für das abnorme Verhalten einer bestimmten Gruppe von Idioten bei den Untersuchungen auf Drehnystagmus. Die Beobachtungen bilden eine weitere Stütze für die Ansicht, daß zerebrale Bahnen, die vielleicht über das Großhirn gehen, vorhanden sein müssen, deren Intaktheit für den normalen Ablauf der Nystagmusbewegungen und namentlich für die rasche Phase des Nystagmus notwendig zu sein scheint.

5. Der vestibuläre Nystagmus bei multipler Sklerose.

Bei multipler Sklerose wird sowohl durch die Kalorisierung wie durch einige Drehungen regelmäßig ein lebhafter grobschlägiger Nystagmus erzeugt. Ein anderes Verhalten dürfte die Ausnahme sein. Besteht ein spontaner Nystagmus, z. B. nach rechts, so wird er bei der Kalorisierung rechts stets unterdrückt (Verf.) Cassierer und Löser haben schon darauf hingewiesen, daß nach einigen Drehungen einer Versuchsperson um die vertikale Achse der vorher bestehende Spontannystagmus nach der Seite der Drehung aufgehoben wird.

Da nun normalerweise die Intensität des kalorischen Nystagmus eine äußerst verschiedene sein kann, so ist die Lebhaftigkeit des kalorischen und Drehnystagmus auch für die Diagnose der Sklerose nicht ohne weiteres zu verwerten. Es ist an den Hypernystagmus der Neurastheniker und leicht erregbarer Kinder zu erinnern. In denjenigen Fällen von multipler Sklerose, welche sich in einem Prodromalstadium oder in einer Remission befinden, kann der Nachweis eines sehr lebhaften vestibulären Nystagmus doch eine gewisse Bedeutung haben. So konnte ich bei jugendlichen Fällen, die nur unbedeutende Störungen der spinalen Reflexe, z. B. Fehlen der Bauchdeckenreflexe, lebhafte Patellarreflexe und geringen Fußklonus, boten, schon in diesem frühen Stadium einen sehr lebhaften kalorischen Nystagmus nachweisen, der namentlich dann als pathologisch imponiert, wenn z. B. bei der Kalorisierung links Nystagmus nach rechts nicht nur beim Blick nach rechts, sondern auch bei einer Mittelstellung der Bulbi oder sogar bei der Blickrichtung nach links auftrat. Manche derartige Fälle zeigen eine auffällig kurze Latenzzeit des kalorischen Nystagmus und eine sehr lange Dauer der Augenbewegungen (bis zu drei Minuten). Die Fälle von multipler Sklerose, in denen zuerst eine Neuritis retrobulbaris ein- oder doppelseitig auftritt und das einzige nachweisbare Frühsymptom der Erkrankung sein kann, bieten bekanntlich der Diagnose besondere Schwierigkeiten, da man zunächst nicht weiß, ob es sich schon um ein Vorstadium der multiplen Sklerose oder um eine isolierte Erkrankung des Sehnerven handelt, welcher eine andere Schädlichkeit bzw. eine andere

Erkrankung zugrunde liegt. Auch in manchen Fällen mit isolierten Augenmuskellähmungen entsteht dieselbe differentialdiagnostische Schwierigkeit. Ich habe nun in derartigen Fällen mit frühzeitig auftretender Erkrankung des Sehnerven schon in diesen frühen Stadien einen sehr lebhaften kalorischen und Dreh-Nystagmus gefunden. Es fragt sich also, ob diese Kombination von Symptomen, d. h. Sehnervenerkrankung mit Hypernystagmus bei Kalorisierung und Drehung, vielleicht schon charakteristisch ist für das Vorstadium der multiplen Sklerose. Denn andere Fälle mit isolierter Neuritis nervi optici, welche sich später aber nicht zu einer multiplen Sklerose entwickelt hatten, zeigten diesen Hypernystagmus nicht. Weitere Beobachtungen an einer größeren Zahl von Fällen werden entscheiden müssen, ob es sich hier um ein gesetzmäßiges Verhalten des vestibulären Nystagmus im Frühstadium der multiplen Sklerose handelt oder nicht.

6. Der vestibuläre Nystagmus bei Pseudobulbärparalyse, Paralysis agitans, progressiver Paralyse, Lues cerebri und Apoplexien.

Untersucht man Fälle mit gröberen Herdsymptomen (Hemiplegien, Aphasie usw.) auf kalorischen Nystagmus, so läßt sich kein pathologisches Verhalten der Augenbewegungen feststellen, vorausgesetzt, daß sich die Fälle in einem stationären Stadium befinden, d. h. also alle akuten zerebralen Störungen, die eventuell auf eine Commotio cerebri, auf Hirndruck und ein apoplektisches Koma zu beziehen sind, bereits fehlen und nur die residuären Symptome noch bestehen. Ich habe zahlreiche Fälle mit totaler rechts- oder linksseitiger Hemiplegie schlaffer und spastischer Art, mit und ohne Rindenkrämpfe, ferner Kranke mit totaler Aphasie untersucht; Fälle, in denen teils ausgedehnte Rindenverletzungen nach Trauma oder große Kapselläsionen anzunehmen waren. Ein normaler sekundärer Drehnystagmus oder kalorischer Nystagmus war der regelmäßige Befund, gleichviel ob man die Kalorisierung rechts oder links vornahm oder nach rechts oder links die Kranken drehte (einen sonst normalen Vestibularapparat vorausgesetzt). Einen von der Norm abweichenden Befund habe ich nur dann machen können, wenn doppelseitige Herde bestanden. In 3

Fällen von Pseudobulbärparalyse waren bei Kalorisierung und bei der Drehung Nystagmusbewegungen zu erhalten, wie man sie gewöhnlich in vorgeschrittenen Fällen von multipler Sklerose zu finden pflegt. Einen dieser Fälle will ich genauer mitteilen. Bei einem 64 jährigen Manne fanden sich folgende Symptome: geringe Schluckbeschwerden, stark bulbäre Sprache, spastisch-paretischer Gang, keine Muskelatrophie, weder an den Extremitäten noch an der Zunge noch an den Lippen. Die Untersuchung der Augen ergab gute Pupillenreaktion auf Licht und Konvergenz, normalen Augenhintergrund, keinen Spontannystagmus in keiner Stellung. Eine ausgesprochene Blicklähmung fand ich nicht; jedoch hatte der Kranke gelegentlich eine gewisse Schwierigkeit, die Augen zur Seite zu wenden; drehte man den Kopf des Kranken passiv nach rechts oder links, so traten die Bulbi in entsprechende Endstellung, während der Kranke geradeaus zu schauen sich bemühte.

Bei 5 Drehungen nach links trat im Moment des Anhaltens ein sehr rascher grobschlägiger Nystagmus nach rechts auf, der sowohl bei der Stellung der Bulbi nach rechts wie nach links in großer Heftigkeit nachweisbar war. Es ließen sich 120—160 Einzelbewegungen in der Minute feststellen. Nach 5 Drehungen nach rechts trat ein eben so heftiger Nystagmus nach links auf. Auch bei der Kalorisierung war dasselbe Resultat zu beobachten. Die Latenzzeit der Nystagmusbewegungen bei der Kalorisierung betrug etwa 10 Sekunden, ihre Dauer 2 Minuten.

Bei der Sektion des Falles fanden sich zahlreiche kleine Erweichungsherde in den Stammganglien und der inneren Kapsel. Im übrigen war das Großhirn von Herden frei.

Dieselben Nystagmusbewegungen ließen sich auch bei anderen Fällen nachweisen. in denen die Symptome der pseudobulbären Erkrankung weniger ausgesprochen waren. Ich schließe daran noch die Beschreibung eines Falles von beginnender bulbärer Erkrankung. Es handelt sich um einen 63 jährigen Schuhmacher mit chronischer Nephritis, hohem Blutdruck und Herzhypertrophie. Im Anschluß an einen akut aufgetretenen zerebralen Anfall, welcher mit Kopfschmerzen, Schwindelgefühl und Erbrechen, aber ohne Bewußtseinsstörung einherging, war eine isolierte Lähmung des linken Rectus internus aufgetreten. Auch bestand ein lebhafter Spontannystagmus nach rechts. Auch in diesem Falle fand sich ein äußerst heftiger Nachnystagmus nach rechts und nach links. Wegen der Lähmung des linken Rectus internus machte der linke Bulbus den lebhaften Nachnystagmus nach rechts nur bis zur Mittellinie mit.

Derartige Beobachtungen bei pseudobulbären Erkrankungen, vorausgesetzt, daß sie sich als konstant erweisen, können den Schluß rechtfertigen, daß die extremen Formen des vestibulären Nystagmus auch dann zustande kommen können, wenn doppelseitig multiple Herde in den Stammganglien und in der inneren Kapsel oder Herde im Bulbus selbst bestehen.

Ich habe auch eine Reihe von Fällen von Paralysis agitans und demente Paralytiker auf kalorischen Nystagmus und Drehnystagmus untersucht und konnte ein Verhalten des vestibulären Nystagmus wie in den Fällen von Pseudobulbärparalyse nicht konstatieren. Ob dieses so verschiedene Verhalten der beiden Gruppen von Erkrankungen nur ein zufälliges ist, wage ich noch nicht zu entscheiden, da die Zahl der Fälle noch zu klein ist. Bekanntlich neigt man neuerdings dazu, die anatomische Grundlage für die Symptome der Paralysis agitans hauptsächlich in subkortikalen Läsionen oder in Läsion des Hirnstammes zu suchen, obwohl nach manchen Autoren es sich doch um eine Erkrankung des gesamten Zentralnervensystems handeln soll. Man müßte also eigentlich, wenn man das Verhalten des vestibulären Nystagmus bei Pseudobulbärparalyse und Bulbärparalyse als ein gesetzmäßiges nehmen will, auch bei vorgeschrittenen Fällen von Paralysis agitans mit bereits doppelseitigen motorischen Störungen dasselbe Verhalten des vestibulären Nystagmus erwarten. Aber dies war, wie gesagt, nicht der Fall, wenigstens nicht in dem Stadium, in welchem ich die Fälle untersuchen konnte. Dies gegensätzliche Verhalten kann vielleicht darin Erklärung finden, daß die Paralysis agitans und die Pseudobulbärparalyse in der Kette jener Fälle, welche Fürstner als senil-arteriosklerotische Gliederstarre zusammengefaßt hat, zwei entgegengesetzte Typen darstellen, zwischen denen es dann zahlreiche Übergänge gibt. Es ist also vielleicht erklärlich, daß gerade bei der Form die oben genannten Störungen im Ablauf des vestibulären Nystagmus sich nachweisen lassen, der die gröberen organischen Veränderungen zugrunde liegen. Schließlich kann ich hier noch einen Fall anschließen, in welchem es Schwierigkeit machte zu entscheiden, ob eine Lues cerebri oder eine progressive Paralyse vorlag. Es handelt sich um einen Mann, der mit 32 Jahren einen Schlaganfall mit Sprachstörung erlitt. Etwa 1 Jahr später trat ein zweiter Schlaganfall mit Lähmung der linken Seite ein. Auch die Sprache soll gestört gewesen sein. Dann zeigten sich anfallsweise kurze Krampfanfälle, welche namentlich das linke Bein betrafen. Eine luetische Infektion sollte 2 Jahre vor Beginn der Erkrankung stattgefunden haben. Diese mehr neurologischen Symptome bildeten in den ersten Jahren ausschließlich die Krankheitserscheinung. Die Pupillenreaktion war stets ungestört, die Abnahme der Intelligenz begann erst 4 Jahre nach dem ersten Schlaganfall. Im Februar 1910 bot der Mann folgende Symptome: Die Pupillen reagierten gut auf Lichteinfall und Konvergenz, der Augenhintergrund war normal. Der Gang war spastisch-paretisch. Links bestand eine deutliche Parese. Die Sprache zeigte eine starke Artikulationsstörung. Die Patellarsehnenreflexe waren hochgradig gesteigert, links stärker als rechts. Links bestand Dorsalflexion der großen Zehe. Die Wassermannsche Reaktion war im Blut und in der Zerebrospinalflüssigkeit positiv. Im Lumbalpunktat fanden sich starke Lymphozytose und vermehrter Eiweißgehalt.

In diesem Stadium der Erkrankung fand sich nur ein ganz geringfügiger sekundärer Drehnystagmus; auch bei der Kalorisierung waren nur einige Nystagmusbewegungen von ganz kurzer Dauer auszulösen. Dieses Verhalten war während eines Jahres ein absolut konstantes.

Bei der Sektion des Falles zeigte sich makroskopisch der gewöhnliche Befund wie bei progressiver Paralyse; makroskopisch ließen sich keine Herde und keine Gefäßerkrankungen nachweisen.

7. Der vestibuläre Nystagmus bei Augenmuskellähmungen, bei konjugierter Blicklähmung und Déviation conjuguée.

In Fällen mit isolierter Lähmung einzelner Augenmuskeln wird der Effekt einer Kalorisierung insofern modifiziert, als z. B. bei einer Lähmung des rechten Rectus internus wohl ein lebhafter kalorischer Nystagmus nach links sich hervorrufen läßt, aber der rechte Bulbus in der Medianlinie Halt macht, während der linke

Bulbus in seinen Bewegungen nicht eingeschränkt ist. In einem Falle von isolierter Abducensparese links werden bei einer Kalorisierung des rechten Vestibularapparates die raschen Nystagmus bewegungen des linken Bulbus stets in der Mittellinie endigen. Daß solche isolierten Augenmuskellähmungen sich auch im Koma nachweisen lassen, wurde oben schon erwähnt. Will man z. B. prüfen, ob ein komatöser Kranker eine Lähmung des rechten Rectus internus hat, so muß die Kalorisierung links vorgenommen werden, da durch die dabei auftretende fixierte Deviation nach links die Lähmung des rechten Rectus internus sichtbar wird; will man dieselbe Lähmung im wachen Zustande des Kranken nachweisen, so muß die Kalorisierung rechts stattfinden. In diesen Fällen mit isolierten Augenmuskellähmungen läßt sich oft auch beobachten, daß die Zahl der Nystagmusbewegungen und ihre Amplitude an beiden Augen eine verschiedene ist. Bei einem Kranken mit Meningoencephalitis und doppelseitiger Abducensparese war folgendes zu beobachten. Bei der Kalorisierung des rechten Vestibularapparates trat ein starker rascher Nystagmus nach links auf, der sich aber hauptsächlich auf den rechten Bulbus beschränkte, während der linke Bulbus nur eine geringere Zahl von weniger ausgiebigen Bewegungen nach links ausführte. Das Umgekehrte war zu beobachten, wenn man den linken Vestibularapparat durch eine Kalorisierung reizte. Bartels hat, wie oben schon erwähnt wurde, ebenfalls beobachtet, daß beide Bulbi verschieden stark reagieren können.

Das wesentliche Resultat dieser Untersuchungen von Fällen mit Augenmuskellähmungen ist dieses, daß bei der Erkrankung einzelner Augenmuskelkerne (bzw. der peripheren Nerven) die vestibulären Nystagmusbewegungen im Bereiche der Lähmung ausfallen, sonst aber durchaus normale sind. Die Fälle mit isolierter Lähmung eines peripheren Augenmuskelnerven brauchen sich nicht anders zu verhalten als solche, in denen eine Kernläsion vorliegt. Jedoch ist mir aufgefallen, daß Kranke, bei denen, abgesehen von den Augenmuskelstörungen, auch aus anderen Gründen eine intrazerebrale Erkrankung in jener Gegend anzunehmen war (Vorhandensein von Artikulationsstörungen, Schluckstörungen und Störungen der Pyramidenbahnreflexe), meist einen äußerst heftigen kalorischen Nystagmus von großer Amplitude zeigten.

Die Beobachtungen, welche bis jetzt über den kalorischen

Nystagmus und den sekundären Drehnystagmus bei Blicklähmung vorliegen, sind noch nicht sehr zahlreich und sind schwer zu deuten. Ich teile daher zunächst eine Reihe von Einzelbeobachtungen mit.

Bárány hat im Jahre 1908 einen Fall von einseitiger Blicklähmung nach links infolge von Ponstumor beobachtet. Der Mann hatte einen spontanen, grobschlägigen, horizontalen, auffällig langsamen Nystagmus bei Endstellung nach rechts. Drehte man den Kranken nach links, so trat statt eines starken Nystagmus nach rechts nur eine Deviation beider Augen nach links ein, und beide Augen traten über die Mittellinie, und zwar das linke Auge etwa 3 mm über die Mittellinie, das rechte vollständig bis in den medialen Augenwinkel. Drehte man den Kranken nach rechts, so beobachtete man einen unregelmäßigen, langsamen, horizontalen Nystagmus nach rechts, und beim Anhalten wanderten beide Bulbi nach rechts und konnten aus der Deviation nicht befreit werden. Es bestand also Aufhebung der willkürlichen Bewegung nach links bei erhaltener reflektorischer vestibulärer Innervation.

Bei einem vierjährigen Kinde mit totaler Blicklähmung nach rechts, links und oben konnte ich folgendes Verhalten des vestibulären Nystagmus konstatieren.

Durch 5 Drehungen nach rechts ließ sich weder während der Drehung noch im Moment des Anhaltens ein Nystagmus oder eine Deviationsbewegung hervorrufen. Auch die Drehung nach links war ohne Effekt auf die Augenstellung, selbst wenn die Zahl der Drehungen verdoppelt wurde. Dabei fielen mir häufig rhythmische Bewegungen der oberen Augenlider auf, deren Zahl etwa der eines grobschlägigen Nystagmus entsprach.

Bei der Kalorisierung links trat aber eine Deviationsbewegung nach links auf. Nystagmusbewegungen fehlten. Die Kalorisierung rechts bewirkte, daß die Bulbi sich langsam in Endstellung nach rechts begaben.

Von den übrigen Symptomen, welche das Kind bot, seien noch folgende erwähnt. Deutliche Artikulationsstörung, Koordinationsstörungen beim Gehen, fehlende Achillessehnenreflexe, Kopfschmerzen, Erbrechen, normaler Augenhintergrund. Über den Verlauf des Falles sei nur so viel gesagt, daß die Blicklähmung allmählich zurückging, daß bei ihrem Nachlassen sofort rasche Nystagmusbewegungen wieder auftraten, und daß der ganze Symptomenkomplex nach 2 Monaten vollständig geschwunden war.

Bárány hat ferner einen Fall von kompletter Blicklähmung infolge von Lues cerebri beobachtet. Es konnte durch Ausspritzen des Ohres nur eine dauernde Verdrehung der Augen nach der ausgespritzten Seite hin erzielt werden. In einem anderen Falle bestand infolge eines Ponstuberkels eine Blicklähmung nach links und eine Blickparese nach rechts, während nach oben nur eine eingeschränkte Beweglichkeit vorhanden war. Die Konvergenz war erhalten; spontane Nystagmusbewegungen fehlten. Ein vestibulärer Reiz, welcher normalerweise Nystagmus nach links machen sollte, bewirkte nur, daß beide Augen nach rechts nahezu in extreme Seitenstellung gingen, in dieser Stellung verblieben, und daß willkürliche Innervationen ohne Wirkung blieben.

Bei einem 36 jährigen Manne (eigene Beobachtung) waren akut (infolge von Emboli oder Blutung) Augenmuskelstörungen aufgetreten. Daneben bestanden anarthrische Störungen, leichte Behinderung des Schluckaktes, Facialisparese rechts und eine gesteigerte Speichelsekretion. Die Stellung der Bulbi war für gewöhnlich folgende: Der rechte Bulbus stand genau in Mittelstellung; der linke Bulbus war dauernd nach außen gedreht und führte allein für sich spontane Nystagmusbewegungen aus; der rechte Bulbus zeigte nur eine geringe Unruhe. Die Pupillenreaktion war rechts und links vollkommen ungestört. Bei willkürlichen Augenbewegungen nach rechts und links trat eine totale Lähmung des rechten Rectus internus und eine partielle Lähmung des linken Rectus internus deutlich hervor. Bei der Aufforderung, energisch zu konvergieren, wurden aber beide Recti interni gut innerviert; die Konvergenzbewegung war nicht gestört.

Nach 5 Drehungen nach links war im Moment des Anhaltens folgendes zu beobachten: Der rechte Bulbus blieb zunächst in Mittelstellung stehen; der linke Bulbus ging ganz nach links in äußerste Endstellung und konnte zunächst nicht willkürlich aus dieser Stellung befreit werden. Der spontane Nystagmus des linken Bulbus nach links war in diesem Moment vollkommen unterdrückt. Wurde der Kranke nach einiger Zeit aufgefordert, nach rechts zu blicken, so trat ein starker Nystagmus beider Bulbi nach rechts auf. Der Nystagmus des linken Bulbus war dabei ein geringerer. Nach etwa 30 Sek. hörte die Nystagmusbewegung nach rechts auf, und der linke Bulbus führte, wie vor dem Versuch, allein spontane Nystagmusbewegungen nach links aus.

Nach 5 Drehungen nach rechts war im Moment des Anhaltens ein starker Nystagmus beider Bulbi nach links zu konstatieren; der rechte Bulbus machte die Bewegung aber nur bis zur Medianlinie mit.

Die Kalorisierung rechts ergab einen raschen kolorischen Nystagmus nach links; die Bewegungen des rechten Bulbus waren dabei durch die Internuslähmung beschränkt, die Kalorisierung links erzeugte einen lebhaften Nystagmus nach rechts mit Einschränkung der Bewegungen des linken Bulbus. Deviationsbewegungen traten nicht auf.

Ferner habe ich noch über einen Mann zu berichten, bei dem, abgesehen von neuritischen Beschwerden in den Armen, eine fast totale Blicklähmung nach allen Seiten und eine doppelseitige Ptosis bestand. Der Fall war auf chronische Bleiintoxikation verdächtig. Abgesehen von den Augenmuskelstörungen, waren keine neurologischen Symptome zu konstatieren. Der Augenhintergrund, Sprache und Schluckakt waren normal; die spinalen Reflexe zeigten keine Veränderungen. Die Störung der Augenbewegungen war nach allen Seiten eine hochgradige; jedoch konnte man durch passive Kopfdrehungen erreichen, daß die Bulbi ein wenig von der Medianlinie, in welcher sie für gewöhnlich standen, abwichen.

Nahm man bei dem Kranken eine Kalorisierung mit kaltem Wasser vor, so war stets folgendes Verhalten zu konstatieren Die Bulbi änderten ihre Stellung absolut nicht, sondern behielten ihre Mittelstellung bei. Es traten dabei aber rasche rhythmische Nystagmusbewegungen auf, die eine ganz kleine Amplitude hatten. Deviationsbewegungen fehlten. Dasselbe Resultat ergab sich bei der Untersuchung auf dem Drehstuhl und bei der Prüfung auf galvanischen Nystagmus. Ich habe in diesem Falle den kalorischen Nystagmus auch noch in Narkose untersucht. Es war zu erwarten, daß vielleicht dann statt der raschen Nystagmusbewegung eine fixierte Deviation nach der ausgespülten Seite hin auftreten würde. Dies war aber nicht der Fall. In der Narkose blieben auch bei noch so lange ausgeführter Kalorisierung die Bulbi in der mittleren Stellung stehen; die raschen Nystagmusbewegungen fehlten selbstverständlich. Es traten aber keine Deviationsbewegungen auf.

Schließlich habe ich hier noch über drei Fälle mit Déviation conjuguée zu berichten, die auf kalorischen Nystagmus untersucht wurden. In zwei Fällen handelte es sich um rechtsseitige Hemiplegien mit Aphasie infolge eines gewöhnlichen apoplektischen Insultes. In beiden Fällen bestand eine Déviation conjuguée nach links. Das Stadium des tiefen apoplektischen Komas war vorüber, als die Fälle zur Untersuchung kamen. Im ersten Fall bestand außer der Deviation noch ein spontaner Nystagmus nach links. Nur durch besondere Anregung der Aufmerksamkeit war die Kranke zu bewegen, auf kurze Zeit die Augen nach rechts zu wenden. Dabei trat dann auch ein ganz geringer Nystagmus nach rechts auf. Die Kalorisierung rechts mit Wasser von 18° ergab einen stärkeren Nystagmus nach links; gleichzeitig war zu konstatieren, daß spontan einige Bulbusbewegungen auch nach rechts ausgeführt wurden, was vor der Kalorisierung, wie gesagt, nicht der Fall war. Die Kalorisierung links bewirkte zunächst eine starke fixierte Deviation, nach links und der spontane Nystagmus nach links wurde unterdrückt. Nach etwa 20 Sek. traten dann einige langsame Bulbusbewegungen nach rechts auf und schließlich rasche Nystagmusbewegungen nach rechts. Der zweite Fall zeigte ein ähnliches Verhalten. Die Bulbi standen gewöhnlich in mittlerer Stellung oder etwas nach links hinüber; spontan wurden keine Bulbusbewegungen nach rechts ausgeführt. Die Kalorisierung des rechten Vestibularapparates ergab einen lebhaften Nystagmus nach links in allen Bulbusstellungen. Bei der Kalorisierung links wechselten rasche Nystagmusbewegungen nach rechts mit langsamen Deviationen der Bulbi nach links. Die Nystagmusbewegungen nach rechts zeigten dabei eine so große Amplitude, daß die Bulbi bei jeder raschen Bewegung bis in die rechte Endstellung gerieten, welche Stellung vorher willkürlich nicht erreicht werden konnte.

Einen weiteren Fall mit Déviation conjuguée nach links habe ich im wachen Zustande und in der Chloroformnarkose untersucht. Die Diagnose des Falles war nicht sicher zu stellen, Die Frau hatte früher hysterische Zustände gehabt. Zur Zeit meiner Untersuchung bestand eine rechtsseitige Parese mit Dorsalflexion der großen Zehe; diese war auch links nachweisbar. Man dachte an eine multiple Sklerose. Die Frau hatte nun eine fast fixierte Deviation conjuguée nach links und daneben einen heftigen Spontannystagmus nach links. Sie konnte willkürlich die Augen aus der Deviationsstellung nicht befreien.

Die Kalorisierung des linken Ohres mit kaltem Wasser ergab zunächst keine Änderung in der Stellung der Bulbi, d. h. die Deviation wurde beibehalten, aber der spontane horizontale rasche Nystagmus nach links hörte auf; dagegen zeigten die Bulbi die Neigung, nach oben nystagmusartige Bewegungen auszuführen. Bei der Kalorisierung des rechten Ohres mit kaltem Wasser nahm der Nystagmus nach links enorm zu, sowohl was die Zahl der Bewegungen anging als auch in bezug auf die Größe der Bewegungen, welche die Bulbi ausführten. Daneben machten nun aber die Bulbi langsame Bewegungen nach rechts bis zur Mittellinie, um dann wieder in einen sehr intensiven raschen Nystagmus nach links zurückzufallen. Die Kranke wurde nun zum Zweck einer genauen Untersuchung der Unterleibsorgane mit Äther betäubt. Während der Narkose habe ich die Untersuchung auf kalorischen Nystagmus wiederholt. Der Effekt der Kalorisierung war der gewöhnliche, d. h. es trat beiderseits nach der mit kaltem Wasser ausgespülten Seite eine fixierte Deviation auf. Die rasche Nystagmusbewegung fehlte; Augenmuskelstörungen traten nicht zutage, und die Déviation conjuguée wurde bei der Kalorisierung rechts in eine Deviation nach rechts umgewandelt. Im Moment des Erwachens trat dann zunächst wieder eine Déviation conjuguée nach links ein. Aber einige Minuten später, nachdem die Kranke wieder völlig wach geworden war, konnte konstatiert werden, daß der Nystagmus und die Déviation conjuguée geschwunden waren. Die Bulbi standen in mittlerer Stellung. Bei einer erneuten Kalorisierung rechts, die einen lebhaften Nystagmus nach links hervorrief, ließ sich die Déviation conjuguée nicht wieder herstellen.

Obwohl dieser Fall sich bei der Kalorisierung genau so verhielt wie die beiden vorigen, so legte doch die Beseitigung der Deviation durch die Narkose und durch die Kalorisierung die Vermutung nahe, daß die ganze Störung als eine hysterische oder wenigstens funktionelle aufzufassen war, daß es sich um eine funktionelle Lähmung des gleichseitigen Zentrums (Deviation nach dem Herde hin) oder um eine Reizung des entgegengesetzten Zentrums (Deviation vom Herde weg) gehandelt hat.

Überblicken wir alle diese Einzeltatsachen, so wird man vor allem die Frage aufwerfen, ob es eine topische Diagnostik der Augenmuskelstörungen auf Grund des Verhaltens des vestibulären Nystagmus gibt? Darüber läßt sich zurzeit zusammenfassend folgendes sagen: Läsionen, die das Verhalten der vestibulären Nystagmusbewegungen beeinflussen, können, wie oben erwähnt, sitzen im Nervus Vestibularis selbst, im Kerngebiet des Vestibularis, im hinteren Längsbündel, in der Kernregion der Augenmuskeln und in supranukleären Bahnen, deren Vorhandensein wir aus mannigfaltigen Umständen erschlossen haben, und die wahrscheinlich bis zur Hirnrinde gehen.

Die Symptome einer Läsion des Nervus vestibularis selbst wurden schon oben in dem Kapitel über Kleinhirnbrückenwinkelerkrankung besprochen. Es findet sich ein dauernd bestehender spontaner Nystagmus z. B. nach rechts bei unerregbarem rechten Vestibularapparat. Sitzt die Erkrankung im Vestibulariskern selbst, so sollen nach Bárány folgende Symptome zu beobachten sein. Es besteht ein Nystagmus nach der einen oder anderen Richtung, von dem bei erregbarem Endorgan (Vestibularapparat) zunächst noch nicht gesagt werden kann, ob er peripheren oder intrakraniellen Ursprungs ist. Aus dem Persistieren des Nystagmus bzw. aus seiner Zunahme ist die Diagnose auf einen zentralen Sitz der Erkrankung zu stellen. Die kalorische Reaktion ist vorhanden. Bedeutsam ist nach Bárány, daß bei jeder Kopfbewegung Nystagmus und Schwindel sich unbeschränkt oft auslösen lassen. Die leichte Beeinflußbarkeit des vestibulären Nystagmus und der ihn begleitenden subjektiven Symptome durch Änderung der Kopfstellung, ist aber, wie ich oben erwähnt habe, bei lebhafter Steigerung des Druckes in der hinteren Schädelgrube überhaupt oft vorhanden.

Für den Fall, daß das hintere Längsbündel von einem Erkranknugsherd getroffen ist, erwartet Bárány folgende Symptome: intakte willkürliche Bewegungen, spontaner Nystagmus nach der einen Seite, Ausfall des experimentellen Nystagmus nach der anderen Seite. Fälle, welche diese Symptome geboten haben, sind bis jetzt nicht beobachtet wroden. In dem von mir oben mitgeteilten Fall Nr. 5 wird man an eine partielle Läsion des hinteren Längsbündels denken können. Bielchowsky und Fischer (Prager Med. Wochenschrift 1905) haben eine partielle Lähmung eines Rectus internus beschrieben, soweit er als Seitwärtswender fungiert; während die Konvergenz ungestört war. Als Ursache dieser partiellen Lähmung wird eine Läsion im hinteren Längsbündel angenommen. In meinem Falle waren die Recti interni bei der Konvergenz funktionstüchtig, ihre Funktion als Seitwärtswender fiel aber rechts und links aus. Das Verhalten des vestibulären Nystagmus war nun ein anderes, als Bárány vermutet hat. Da der Fall nicht zur Sektion gekommen ist, so erscheinen aber weitere Erklärungsversuche müßig. Eine weitere Möglichkeit ist die, daß die Kerne der Augenmuskeln selbst Sitz der Erkrankung sind. In diesem Falle fehlen die vestibulären Nystagmusbewegungen im Bereiche der Lähmung; die Nystagmusbewegung bleibt aber im übrigen intakt, soweit die Beweglichkeit der Bulbi erhalten ist. Bei totaler nukleärer Blicklähmung lassen sich weder Nystagmusbewegungen noch langsame Deviationen hervorrufen, letztere auch nicht bei Kalonisierung in Narkose.

Sitzt die Erkrankung höher, kommt die Störung (Blicklähmung) durch einen supranukleären Herd zustande, so sind folgende Symptome zu erwarten. Da die Erregung des Endorgans (des Vestibularapparates) ungestört den direkten bulbären Reflexbogen passieren kann, so wird eine reine Labyrinthwirkung zu erwarten sein, d. h. es wird bei einer Blicklähmung nach rechts bei entsprechender Reizung eine Deviationsbewegung nach links auftreten, und die rasche Nystagmusbewegung nach rechts wird fehlen. Bei doppelseitiger supranukleärer Blicklähmung werden nur langsame Deviationen der Bulbi nach rechts und links zustande kommen.

An welcher Stelle nun die proponierten supranukleären Bahnen eine Unterbrechung erfahren haben, ist aus dem Auftreten der langsamen Deviation und dem Fehlen der raschen Nystagmusbewegungen nicht weiter zu erschließen. Högyes hat seinerzeit zahlreiche Durchschneidungsversuche gemacht, um ein supranukleäres Zentrum abzugrenzen. Bárány spricht auch von einem solchen Zentrum, ohne genauere Angaben über dessen Lage machen zu können, und verlegt in dieses Zentrum die Entstehung der schnellen Bewegung, des Nystagmus. Von diesem Zentrum sollen dann weitere zerebrale Bahnen zu der Großhirnrinde, speziell zum Gyrus angularis, gehen.

Für die Beurteilung dieser Frage, ob es ein supranukleäres Blickzentrum überhaupt gibt, und wo dasselbe gelegen ist, können die oben mitgeteilten Beobachtungen in Fällen von Déviation conjuguée Bedeutung haben, in denen subkortikale und kapsuläre Herde die Unterbrechung supranukleärer Bahnen verursachten, welche den bilateralen Augenbewegungen dienen. Die Läsion dieser Bahnen ist bekanntlich am häufigsten durch eine konjugierte Seitwärtsablenkung zu erkennen. Die Déviation conjuguée (von Prevost zuerst beobachtet) beruht auf einer Gleichgewichtsstörung in der Innervation der zusammenwirkenden Seitwärtswender. Die Déviation conjuguée z. B. nach links kann eine Lähmung oder eine Reizerscheinung sein. Besteht sie nach der Seite des Herdes, so wird eine Lähmung der Bahnen bzw. der kortikalen Zentren dieser Seite angenommen, da bei experimenteller Reizung der in Frage kommenden Rindenpartien gewöhnlich eine Deviation nach der entgegengesetzten Seite beobachtet wird. Die entsprechenden Zentren der anderen, nicht erkrankten Seite können ein funktionelles Übergewicht bekommen und dadurch die Deviation veranlassen. Wendet der Kranke den Blick von der Seite des Herdes ab, so kann dies als ein Reizsymptom aufgefaßt werden, welches von der erkrankten Seite ausgeht. Bei doppelseitigen Herden kann eine derartige Einschränkung der willkürlichen Augenbewegungen eintreten, daß von einer kortikalen Ophthalmoplegie oder Pseudoophthalmoplegie gesprochen werden kann. In den beiden oben mitgeteilten Fällen mit Déviation conjuguée nach links war also mit Rücksicht auf das Resultat der Sektion eine Unterbrechung zerebraler Bahnen links durch subkortikale Herde anzunehmen. Die linksseitigen supranukleären Bahnen waren in ihren zentralen Teilen nicht mehr leitungsfähig, dementsprechend konnte der Effekt einer entsprechenden Reizung vom Endorgane aus auf beiden Seiten ein verschiedener sein. Dies war tatsächlich der Fall, denn im ersten Falle ergab die Kalorisierung rechts einen starken Nystagmus nach links; die Kalorisierung links aber zunächst eine fixierte Deviation nach links, d. h. eine Verstärkung der vorher schon bestehenden Déviation conjuguée und eine Unterdrückung des Spontannystagmus nach links. Im zweiten Fall, in welchem die Déviation conjuguée nicht so stark war, trat bei Kalorisierung rechts ein starker Nystagmus nach links auf, bei der Kalorisierung links dagegen zunächst langsame Deviationsbewegungen nach links und dann erst rasche Nystagmusbewegungen nach rechts. Das Verhalten des dritten Falles mit Déviation conjuguée, der in Narkose untersucht werden konnte, entsprach vollständig den Befunden, die man sonst in der Narkose bei der Prüfung des vestibulären Nystagmus machen kann.

Bárány vermutet auf Grund der Ergebnisse des Tierexperimentes und theoretischer Überlegungen, daß bei kortikalen und subkortikalen Erkrankungen der vestibuläre Nystagmus vorhanden sein muß, wenn auch abgeschwächt. Seinen Erwartungen entsprechen die oben mitgeteilten Befunde insofern als bei der Kalorisierung eine reine Labyrinthwirkung stets vorhanden war, und der nach der Seite des Herdes gerichtete rhythmische kalorische Nystagmus sich stets nachweisen ließ. Bei einer vestibulären Reizung aber, die einen raschen Nystagmus nach der dem Herde entgegengesetzten Seite erzeugen sollte, traten zunächst langsame Deviationen bzw. eine Verstärkung der vorher vorhandenen Déviation conjuguée zu einer fixierten Deviation auf, genau in derselben Weise wie bei komatösen Kranken oder bei dem Sitz des Erkrankungsherdes in tiefer gelegenen, aber noch supranukleären Herden.

Die Déviation conjuguée pflegt ein vorübergehendes Symptom zu sein, das bald nach dem akuten Beginn der zerebralen Symptome wieder schwindet, während andere Ausfallserscheinungen persistieren. Das Verhalten des vestibulären Nystagmus, wie es soeben geschildert worden ist, wird sich in derartigen Fällen auch nur im ersten Stadium der Erkrankung nachweisen lassen. Denn, wie oben schon erwähnt, haben Herdsymptome, die durch ausgedehnte Rinden- und Kapselerkrankungen hervorgerufen werden, im späteren stationären Stadium keinen weiteren Einfluß auf den Typus der vestibulären Nystagmusbewegung.

8. Der vestibuläre Nystagmus bei funktionellen Neurosen. (Der vasomotorische Nystagmus.)

Die Richtung und der Typus des kalorischen Nystagmus und des sekundären Drehnystagmus dürfen bei rein funktionellen Neurosen und Psychosen (auch bei denen nach Trauma) keine Abweichung von der Norm zeigen, vorausgesetzt, daß das Endorgan selbst, der Vestibularapparat, nicht durch irgend welche pathologische Veränderungen organischer Natur (Blutungen und Fissuren) seine Erregbarkeit ganz oder teilweise eingebüßt hat. Es wird in jedem Falle nach Trauma, zunächst darauf ankommen, eine akute Labyrinthaffektion oder Labyrinthzerstörung auszuschließen. Finden wir bei einem

Kranken die Symptome einer akuten Labyrinthaffektion, können wir feststellen Schwindelgefühl, Scheinbewegungen, Scheindrehung des Körpers, Bettlage auf der gesunden Seite und Blick nach der kranken Seite, Übelkeit, Gleichgewichtsstörungen und spontanen Nystagmus nach der gesunden Seite, so kann die Diagnose der akuten Labyrinthaffektion dadurch noch gestützt werden, daß der spontane Nystagmus durch die Kalorisierung von der erkrankten Seite aus nicht beeinflußt wird. Das Fehlen des kalorischen Nystagmus bei Kalorisierung der erkrankten Seite wird auch im weiteren Verlauf solcher Fälle noch konstatiert, wenn der Spontannystagmus nach der gesunden Seite bereits wieder geschwunden ist. Die subjektiven Beschwerden, namentlich Schwindelempfindungen, treten entweder direkt nach dem Unfall oder erst später auf, wenn die Kranken zum erstenmal nach längerer Bettruhe aufstehen. Ist die Sicherheit der Untersuchung auf kalorischen Nystagmus durch irgend welche Umstände beeinträchtigt, z. B. durch Verlegung des Gehörkanals, so muß in solchen Fällen noch die Untersuchung auf Drehnystagmus herangezogen werden. Der Nachnystagmus nach der gesunden Seite (hervorgerufen durch Drehung nach der kranken Seite) ist stärker als der nach der kranken Seite, da das gesunde Labyrinth das Übergewicht hat und dadurch im Moment des Anhaltens einen stärkeren Nachnystagmus nach der gesunden Seite erzeugt. Ein sehr lebhafter Nachnystagmus z. B. nach links (hervorgerufen durch Drehung nach rechts) von einer Dauer von etwa 25 Sekunden spricht gegen eine Zerstörung des linken Vestibularapparates; ein Nachnystagmus von geringerer Dauer ist aber selbstverständlich nicht ohne weiteres für die Diagnose einer Affektion des Vestibularapparates zu verwerten.

Richtung und Typus des vestibulären Nystagmus weisen, wie eben gesagt, bei funktionellen Neurosen und Psychosen keine Veränderungen auf[1]). Es fragt sich, inwieweit die Lebhaftigkeit des vestibulären Nystagmus allein als pathologisch aufzufassen ist. Man hat von einem Hypernystagmus bei Neurotikern gesprochen.

---

[1]) In Fällen von schwerem katatonischen Stupor habe ich beobachten können, daß neben dem in seiner Richtung und Typus normalen kalorischen Nystagmus (mit rascher Phase) eigentümliche langsame rollende Bulbusbewegungen nach den verschiedensten Richtungen hin auftreten und längere Zeit anhalten.

Da die Intensität des experimentellen vestibulären Nystagmus normalerweise eine sehr verschiedene sein kann, so lassen sich diagnostische Schlüsse aus einer besonders lebhaften Reaktion nicht ohne weiteres ziehen. Immerhin ist es auffällig, wenn schon nach 2—3 Drehungen ein lebhafter Nystagmus hervorgerufen wird, oder wenn ein sehr intensiver kalorischer Nystagmus mit ganz geringer Latenzzeit sich auslösen läßt, ohne daß man Wasser von besonders tiefer Temperatur verwendet. Die Annahme einer abnormen Erregbarkeit des Vestibularapparates ist in solchen Fällen gestattet. Zu beachten ist, daß bei Kindern, namentlich bei neuropathischen, sich besonders lebhafte Nystagmusbewegungen erzeugen lassen sollen, und daß bis zum 50. Jahre der vestibuläre Nystagmus normalerweise an Intensität nicht abnimmt (Bárány). Bárány, welcher zuerst die traumatischen Fälle auf Drehnystagmus untersucht hat, hat seinerzeit die Hoffnung geäußert, daß durch diese Untersuchungsmethode stets sich eine etwa vorhandene pathologische Steigerung oder Herabsetzung der Erregbarkeit des Vestibularapparates wird nachweisen lassen. Er bezeichnet aber seine Resultate in dieser Beziehung selbst als nicht befriedigend.

Es fragt sich nun, besteht vielleicht ein Parallelismus zwischen der Intensität der subjektiven Beschwerden (namentlich der Schwindelempfindungen) der funktionellen Neurotiker und Unfallneurotiker und der Intensität der objektiv feststellbaren Nystagmusbewegungen, sei es, daß diese scheinbar spontan oder infolge irgendwelcher äußerer Anlässe auftreten, sei es, daß sie durch Veränderung der Kopfstellung sich auslösen lassen. Die anfallsweise auftretenden spontanen Nystagmusbewegungen sind nach Bárány dann bereits als pathologisch zu bezeichnen, wenn die Amplitude der Nystagmusbewegungen ca. 2—3 mm in horizontaler Richtung und die Rotationsbewegungen ca. 6—8^0 betragen. Solche Kranken zeigen diese spontanen Nystagmusbewegungen oft nur an den Tagen, welche durch Schwindelempfindungen charakterisiert sind. Wodurch werden nun diese geringen vestibulären Reizungen ausgelöst? Es kommen eine ganze Reihe von äußeren Anlässen in Betracht, welche Schwindelempfindungen und Nystagmusbewegungen verursachen können, so längeres Gehen, Fahren, Schütteln des Kopfes, anstrengende körperliche Arbeit, Bücken, Temperaturwechsel, Intoxikationen (Alkohol, Tabak). In allen derartigen Fällen wird ein besonders empfindlicher Vestibularapparat anzunehmen sein, der auf geringfügige Reize schon reagiert. Zu diesen Reizen sollen auch zirkulatorische Schwankungen gehören, welche event. mit arteriosklerotischen Gefäßveränderungen in Beziehung gebracht werden. Namentlich in den Fällen, in denen nach Trauma ein Symptomenkomplex auftritt, der als vasomotorischer bezeichnet worden ist und event. eine zerebrale Arteriosklerose zur Folge haben soll, wird eine Art von kongestiver Hyperämie im Labyrinth angenommen, durch welche eine direkte Erregung des Labyrinths zustande kommen soll. Der Beweis für die Richtigkeit einer solchen Anschauung, welche an sich vielleicht plausibel erscheint, ist nicht leicht zu erbringen. Ich habe eine Reihe von Fällen mit sehr labilem Gefäßsystem, Fälle, die bei jeder Gelegenheit Gefäßkrisen auf verschiedenen Gebieten bekommen, in der Weise untersucht, daß ich die Kranken während solcher Gefäßkrisen oder auch im Jntervall Amylnitrit habe einatmen lassen, um damit eine besonders heftige Reaktion in gewissen Gefäßabschnitten zu erzeugen. Eine gewisse Vorsicht bei derartigen Versuchen ist mit Rücksicht auf die Art der Kranken geboten. Das Amylnitrit erweitert bekanntlich die Blutgefäße des Gesichtes, des Halses und der Schultern. Man konnte erwarten, daß eine Wirkung der so erzeugten Gefäßkrisen auf das Labyrinth an dem Auftreten von Nystagmusbewegungen sich direkt demonstrieren läßt. Ich wählte zunächst eine Anzahl von hysterischen Personen mit vasomotorischen Krisen und hysterischen Anfällen. Unter diesen fand sich nur ein Mädchen. welches nach Einatmen von Amylnitrit einen deutlichen rotatorischen horizontalen Nystagmus nach links bekam. Bessere Resultate erhielt ich bei der Untersuchung von 2 Fällen mit schwerer vasomotorischer Neurose. Ein Student suchte die Poliklinik wegen anfallsweise auftretenden Rotwerdens des Gesichtes auf, welches von heftigem Schweißausbruch begleitet zu sein pflegte; er berichtete, daß er einmal dabei auch einen Schwindelanfall gehabt habe und hingestürzt wäre, wenn er sich nicht rasch gesetzt hätte. Ließ ich den Kranken nun während einer solchen Krise Amylnitrit einatmen, so trat ein deutlicher rotatorischer Nystagmus nach links und rechts auf. Noch besser gelang es bei einem jungen Ingenieur, welcher wegen funktioneller Herzbeschwerden mit anfallsweise auftretenden Angstgefühlen und peripheren vasomotorischen

Störungen in die Poliklinik kam. Der junge Mann hatte eine Pulsfrequenz, welche seinen eigenen genauen Beobachtungen nach zwischen 34 und 60 schwankte. Bei der Untersuchung betrug die Pulsfrequenz 60. Es bestand kein spontaner Nystagmus, auch nicht bei extremer Endstellung der Bulbi. Nach einer kurzen Einatmung von Amylnitrit trat ein deutlicher Nystagmus nach links auf. Gleichzeitig erhöhte sich die Pulsfrequenz auf 108, und der Kranke klagte über lebhaftes Schwindel- und Angstgefühl.

Weitere Fälle dieser Art habe ich noch nicht untersuchen können. Man wird von einem vasomotorischen Nystagmus in solchen Fällen sprechen können. In ihm ist möglicherweise ein Mechanismus gegeben, welcher das Auftreten von Schwindelempfindungen bei zahlreichen Neurotikern erklärt. Gewiß wird die Übererregbarkeit des Vestibularapparates selbst wohl immer primär vorhanden sein müssen, damit eine einfache vasomotorische Zirkulationsänderung einen Effekt haben kann. Aber der Umstand, daß zahlreiche Vorkommnisse, welche, wie oben erwähnt, gerade das Gefäßsystem beeinflussen, auch Schwindelempfindungen verursachen, spricht dafür, daß ihre Wirkung auf den Vestibularapparat durch Vermittlung des Gefäßsystems (durch Gefäßkrisen) zustande kommen kann. Vielleicht ist die Tatsache, daß vasomotorische Störungen an sich einen Reiz für den Vestibularapparat darstellen, auch für die Theorie des kalorischen Nystagmus nicht ganz gleichgültig, da jede Beleidigung des Trommelfells, so auch eine starke Abkühlung, einen sehr starken sensiblen Reiz darstellt, welcher seinerseits starke Reflexe auf vasomotorischem Gebiet auszulösen imstande ist.

Wichtig ist schließlich, ob durch geringe Änderung der Kopfstellung bereits Nystagmusbewegungen ausgelöst werden können, die event. auch von Schwindelempfindungen begleitet werden. Oft genügt schon eine Neigung des Kopfes nach hinten oder nach vorn oder eine einmalige Kehrtwendung oder ein Schütteln des Kopfes, um Nystagmusbewegungen hervorzurufen. Meist ist es ein horizontaler rotatorischer Nystagmus, welcher bei Rückwärtsneigung des Kopfes auftritt. Bárány konnte bei seinen Fällen von traumatischer Neurose mit Schwindelempfindungen meist nur einige Nystagmusschläge durch Kopfbewegungen auslösen. Er legt ferner großen Wert darauf, daß die Unfallverletzten ihre auch spontan auftretenden Schwindelempfindungen mit denen identifizieren, welche durch Änderung der Kopfstellung ausgelöst werden. Das tatsächliche Vorhandensein von Schwindelempfindungen kann dann durch das Auftreten der Nystagmusbewegungen bewiesen erscheinen. Abgesehen von den genannten direkt vom Vestibularapparat ausgelösten subjektiven und objektiven Symptomen, können natürlich noch andere Begleiterscheinungen auftreten, welche sich entweder aus einer allgemeinen Reaktion des Neurotikers erklären lassen oder mehr auf psychogenem Wege zustande kommen können.

Man ersieht aus dieser kurzen Zusammenstellung von klinischen Beobachtungen, daß die Zahl der Krankheitsgruppen, in denen die Untersuchung des vestibulären Nystagmus diagnostisch verwertbare Resultate ergeben kann, nicht gering und noch keineswegs erschöpft ist. Weitere Untersuchungen mit Hilfe der einfachen, bequemen und gefahrlosen Methode der Kalorisierung erscheinen aussichtsreich. Sie werden weitere und genauere Resultate zutage fördern, als dies bis jetzt möglich gewesen ist.

Literaturverzeichnis.

Bárány, Physiologie und Pathologie des Bogengangapparates beim Menschen. Leipzig, Wien 1907.

— Untersuchungen über das Verhalten des Vestibularapparates bei Kopftraumen und ihre praktische Bedeutung. Verhandlungen der Deutschen otologischen Gesellschaft, Bremen 1907.

— Über die durch rasche Kopfbewegung ausgelösten Schwindelanfälle Wiener Med. Wochenschr. 1910.

— Vestibularerkrankung und Neurose. Vortrag, gehalten in der neurol. Gesellsch. zu Wien am 9. Jan. 1906, Wiener Klin. Wochenschr. 1906, 15. März.

— Die modernen Untersuchungsmethoden des Vestibularapparates und ihre praktische Bedeutung, Med. Klinik 1908, Nr. 50.

— Lähmung vestibulärer Hemmungsfasern in einem Falle von Blicklähmung, Med. Blätter 1909, Nr. 43.

— Die Untersuchung der reflektorischen vestibulären und optischen Augenbewegungen und ihre Bedeutung für die topische Diagnostik der Augenmuskellähmungen, Münchner Med. Wochenschr. 1907, Nr. 22 und 23.

— Die Untersuchung der optischen und vestibulären reflektorischen Augenbewegungen in einem Falle von einseitiger Blicklähmung, Monatsschr. f. Ohrenheilk. 1908, Nr. 3.

Bartels, Über Regulierung der Augenstellung durch den Ohrapparat, Graefes Arch. für Ophthalmologie, Bd. 76, Heft 1.

— Über die Regulierung der Augenstellung durch den Ohrapparat, (Vortrag in dem naturwissenschaftl. med. Verein zu Straßburg, 4. Februar 1910), Münchner Med. Wochenschr. 1910, Nr. 15.

— Über Regulierung der Augenstellung durch den Ohrapparat Mitteilung III, Graefes Arch. für Ophthalmologie Bd. 78, Heft 1,

— Über Regulierung der Augenstellung durch den Ohrapparat II (weitere Mitteilung). Schielen und Ohrapparat, Graefes Arch. für Ophthalmologie, Bd. 77, Heft 3. Leipzig 1910.

Bach, Über künstlich erzeugten Nystagmus bei normalen Individuen und bei Taubstummen, Arch. f. Augenheilk., Bd. 30, S. 10—14, 1895.

Bechterew, Ergebnisse der Durchschneidung des Nervus acusticus nebst Bedeutung der semizirkulären Kanäle für das Körpergleichgewicht, Pflügers Archiv 30, S. 312.

Bernheimer, Über den Nystagmus, Med. Klinik 1910, Nr. 26, S. 1010.

— Gehirnbahnen der Augenbewegungen, Arch. f. Ophthalmologie, Bd. 57, 1904, S. 363.

Buys et Coppez, Traces graphiques du Nystagmus, Arch. d'ophth., T. XIX, p. 737, 1909.

Cassierer und Loeser, Über den Einfluß von Drehbewegungen um die vertikale Körperachse auf den Nystagmus, Neurol. Zentralbl. 1908, S. 252.

Chiari, Über Veränderungen des Kleinhirns infolge von Hydrocephalie des Großhirns, Deutsche Med. Wochenschr. 1891, Nr. 42.

— Über Veränderungen des Kleinhirns, des Pons und der Medulla oblongata infolge von kongenitaler Hydrocephalie des Großhirns, Denkschr. d. math.-naturw. Klasse d. K. Akademie d. Wissensch., Wien 1895, Bd. 63.

Ewald, Physiologische Untersuchungen über das Endorgan des Nervus Octavus. Bergmann, Wiesbaden 1892.

Friedmann, Über eine besonders schwere Form von Folgezuständen nach Gehirnerschütterung und über den vasomotorischen Symptomenkomplex bei derselben im allgemeinen, Arch. f. Psych., Bd. 23, S. 230.

— Weiteres über den vasomotorischen Symptomenkomplex nach Kopferschütterung, Münchner Med. Wochenschr. 1893, Nr. 20, 21, 22.

Hitzig, Über die beim Galvanisieren des Kopfes entstehenden Störungen der Muskelinnervation und der Vorstellungen von dem Verhalten im Raum, Reicherts und du Bois-Reymonds Arch. 1871, Heft 5 und 6, S. 772.

— Der Schwindel, 2. Aufl., neu herausgeg. von Ewald und Wollenberg, 1911.

Leidler, Beitr. zur Pathologie des Bogengangapparates, Zeitschr. f. Ohrenheilk., Bd. 56, S. 328.

Neumann, Pathologie und Therapie der intrakraniellen Komplikationen labyrinthären Ursprungs, Zeitschr. f. Ohrenheilk., Bd. 51, H. 1.

— Der otitische Kleinhirnabszeß, Leipzig-Wien 1907.

Neumann, Zur Differentialdiagnose von Kleinhirnabszeß und Labyrintheiterung, Arch. f. Ohrenheilk., Bd. 67, 1906.

Panse, Schwindel, Zeitschr. f. Ohrenheilk., Nr. 41, 1902.

— Festschrift Lucae 1904.

Rosenfeld, Untersuchungen über den Drehnystagmus bei organischen Hirnerkrankungen, Arch. f. Psych., Bd. 47, H. 2.

— Untersuchungen über den kalorischen Nystagmus bei Gehirnkranken mit Störungen des Bewußtseins, Allgem. Zeitschr. f. Neurol. u. Psych., Bd. 3, 271. 1910.

— Der kalorische Nystagmus bei Bewußtseinsstörungen, Naturforscherversammlung zu Königsberg 1910 (Sitzungsbericht).

— Beitrag zur Theorie des kalorischen Nystagmus, Zeitschr. f. d. ges. Neurol. u. Psych., Bd. 4, 260. 1911.

— Das Verhalten des kalorischen Nystagmus in der Chloroformäthernarkose und im Morphiumskopolaminschlaf, Neurolog. Zentralbl. 1911, Nr. 5.

v. Stein, Schwindel. Autokinesis externa et interna. Neue Funktion der Schnecke. 1910.